Sergio Verón

¡Odio el Gym!

Sergio Verón

¡Odio el Gym!

Si tu pregunta es ¿cuánta actividad física necesita un ser humano?
Si tu problema es empezar a moverte pero nunca sabes cuándo, cómo, dónde, ni por qué y, además, NO SUFRIR.
Si ya te mueves algo o muy poco, pero necesitas ayuda para sostenerlo, **entonces...**

¡este libro es para ti!

Vas a aprender cómo integrar la actividad física a tu vida y a tu manera. Vas a decidir cuántos días le dedicarás, qué tipo de actividades vas a realizar y cuánto tiempo te conviene hacerlo.

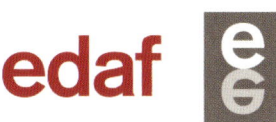

www.edaf.net

MADRID - MÉXICO - BUENOS AIRES - SAN JUAN - SANTIAGO

2013

© 2013. Sergio Verón
© Fotografías de Franco Verdoia
© Diseño de la cubierta: Gerardo Domínguez
Edición de Melquíades Prieto
© 2013. De esta edición, Editorial EDAF, S. L. U., Jorge Juan 68 - 28009 Madrid (España)

EDITORIAL EDAF, S. L. U.
Jorge Juan, 68. 28009 Madrid
Tel. (34) 91 435 82 60 -<Ninguno> Fax (34) 91 431 52 81
www.edaf.net
edaf@edaf.net

ALGABA EDICIONES, S.A. DE C.V.
Calle 21, Poniente 3223, entre la 33 sur y la 35 sur,
Colonia Belisario Domínguez
Puebla 72180, México
Teléfono: 52 22 22 11 13 87
edafmexicoclien@yahoo.com.mx

EDAF DEL PLATA, S. A.
Chile, 2222
1227 - Buenos Aires, Argentina
edafdelplata@edaf.net

EDAF ANTILLAS, INC
Av. J. T. Piñero, 1594 - Caparra Terrace (00921-1413)
San Juan, Puerto Rico
edafantillas@edaf.net

EDAF CHILE, S.A.
Coyancura, 2270 Oficina 914
Providencia, Santiago de Chile-Chile
Santiago - Chile
edafchile@edaf.net

Queda prohibida, salvo excepción prevista en la ley, cualquier forma de reproducción, distribución, comunicación pública y transformación de esta obra sin contar con la autorización de los titulares de la propiedad intelectual. La infracción de los derechos mencionados puede ser constitutiva de delito contra la propiedad intelectual (art. 270 y siguientes del Código Penal). El centro Español de Derechos Reprográficos (CEDRO) vela por el respeto de los citados derechos.

1.ª edición: julio de 2013

ISBN: 978-84-414-3295-6
Depósito legal: M-13602-2013

IMPRESO EN ESPAÑA   PRINTED IN SPAIN

Graficas COFÁS. Pol. Ind. Prado Regordoño. Móstoles (Madrid)

Dedicado a mi abuela Catalina Rosa, que a sus 70 años me contó con mucho dolor que padecía artrosis y tenía miedo de quedar postrada. En ese momento le recomendé estrictamente que empezara a moverse. Hoy, a sus 85 años, camina a diario 20 manzanas de ida y vuelta, con su artrosis latente pero totalmente olvidada.

Advertencia:

Antes de realizar cualquier ejercicio de este libro es aconsejable que consulte con un médico. No debe considerarse este plan como un sustituto del tratamiento profesional médico, deberá consultar a un profesional médico en todos los temas concernientes a la salud. Aunque las advertencias que se incluyen en este libro son precisas, y las instrucciones que se dan han sido concebidas para evitar cualquier tipo de lesiones y molestias, ni el autor ni los editores se hacen responsables legales por cualquier lesión que pueda producirse en el transcurso de los ejercicios.

Índice

Agradecimientos 9

Prólogo del Dr. Alberto Cormillot 13

¡Bienvenido querido lector! 15

Introducción 17

Capítulo 1. PASO 1: Cómo iniciar tu plan de actividad física 23

Capítulo 2. PASO 2: Cómo lograr que la actividad física
  forme parte de tu vida 35

Capítulo 3. PASO 3: Cómo mantener el plan de actividad
  física a lo largo del tiempo y aumentarlo 65

Capítulo 4. PASO 4: Cómo mantenerte activo toda la vida 109

Capítulo 5. Recomendaciones del Dr. Alberto Cormillot
  para una buena alimentación 125

Agradecimientos

A Alberto Cormillot por ser el motor y ejemplo para muchos de mis trabajos y proyectos.

A Mónica Laifer por estar siempre acompañándome y facilitando mis funciones laborales.

A todos los productores y compañeros de panel que día a día realizan **Cuestión de peso**, *especialmente a la generosa Claribel Medina*

A la profesora de educación física Mariela Latino por su aporte profesional y su impecable particpación técnica en este libro.

A mi madre Luisa, mis hermanos, sobrinos, mi ahijado Octavio y una gran familia numerosa que están siempre presentes desde mi querida ciudad natal, Mar del Plata.

A mis grandes amigos que por suerte no son pocos y muy queridos. La lista es interminable, pero quisiera mencionar especialmente a Patricia y Roberto, Silvia, Adriana, Rosana, Graciela, José María, Luis, Alejandro, Gustavo, Erika, Andrea, Diana y Tati, Alberto, Javier y Sebastián.

A Franco Verdoia por su mirada estética sobre el material y por ser parte de este gran momento de mi vida.

A mis queridos «gordis» que me dieron la posibilidad de crecer en mi profesión.

Prólogo

Hacer un prólogo del libro de Sergio es sencillo. Es la persona que tiene más experiencia en nuestro país en el manejo de pacientes con sobrepeso u obesidad. No solo en lo técnico, sino, y en especial, en lo humano. Conoce todas sus facetas, movimiento, adecuación, animación, recreación, rehabilitación y motivación.

¡El desafío es hacer un prólogo de Sergio!

Perdí la cuenta de cuántos años hace que estamos juntos. Ocurrió con él algo parecido a lo que pasa con los hijos: un día aparecen, a veces planeados, a veces no, son bien recibidos, se los cuida y empiezan a crecer y de pronto comienzan a mostrar habilidades que van sorprendiendo.

Sergio desarrolló, quizás ya la traía y la fortaleció, una capacidad de entusiasmar, de transmitir, de generar ganas. Lleva esa capacidad a cada tarea que emprende con energía y compromiso, es una apasionado.

En la televisión empezó tímidamente y, de a poco, fue dando forma a un personaje que despertó enormes simpatías en la audiencia. Su rol en *Cuestión de peso* pasó a ser también el de *armador*, organizador y confidente del grupo. Tiene la complicada tarea de articular la producción de un *reality* con la realidad de la atención diaria de los pacientes. Si bien mi papel en el programa es ser el árbitro último de los límites, la tarea de llevarlo a cabo recae en él y la sostiene con gran cintura.

En la radio transmite energía a través de su programa que se llama nada más y nada menos que *Demoliendo excusas*, poniendo de manifiesto sus dotes naturales de comunicador. Esta faceta ya la había sacado a relucir en las presentaciones y charlas que brindamos en reuniones y plenarios a los que asisten miles de personas de todo el país.

Otro de sus cometidos es ser el embajador de nuestra red. En la Clínica, en ALCO o en Dieta Club, lo desempeña incluso mas allá de lo esperado, acompañado de una aguda capacidad de observación y humor rápido y creativo. En nuestras muestras de Tap y en los eventos de ALCO y Dieta Club que organizamos periódicamente, se reveló como un *showman*, haciendo participar al público, salvando baches, inventando, sobre la marcha, salidas airosas.

En lo personal, Sergio es amigo de sus amigos, y amigo mío. Poco afecto a generar enemigos, a veces un poco zarpado y muchas otras... ¡absolutamente impredecible!

Y volviendo a la actividad física, insisto ¡es contagioso! Y de eso se trata, porque cualquiera puede enseñar a moverse, pero son pocos los que despiertan las ganas de hacerlo; y son menos aún los que se transforman en verdaderos animadores del movimiento. Y Sergio lo es.

Esta obra contiene la experiencia que Sergio acumuló durante todos estos años, con su mirada apasionada sobre la actividad física como herramienta hacia la conquista del bienestar.

Dinámico y entretenido, ofrece a través de pasos simples y concretos un camino hacia una vida más activa que puede transitarse tanto para salir del sedentarismo como para poner en marcha un plan algo más intenso.

Por eso se beneficiarán con esta lectura tanto las personas que no encontraron todavía una rutina placentera como quienes llevan tiempo practicando el sano hábito del movimiento.

Para lograr este objetivo, incluye ejercicios de distintos niveles de dificultad, con explicaciones prácticas y recomendaciones de seguridad que el lector podrá aprovechar en su casa, el gimnasio o un espacio verde; al tiempo que invita a reflexionar y hacer cuestionarios para evaluar el progreso y el alcance de los objetivos establecidos.

La combinación de esta propuesta con una alimentación equilibrada y otros hábitos saludables, como no fumar y moderar el consumo de alcohol, le permitirán gozar de un estilo de vida que lo ayudará a vivir más y mejores años.

El desafío está en marcha. Sergio le brinda los recursos necesarios para que disfrute de una vida más activa. Mi deseo es que así sea.

Prof. Dr. Alberto Cormillot

Querido lector

*Muchas veces cuando iniciamos algún tipo de actividad física o deportiva, todo el entusiasmo que ponemos al comienzo poco a poco se diluye hasta llegar incluso a convertirse en una rutina agobiante. Ya sea por la dificultad de la actividad elegida o, sencillamente, por aburrimiento, es en este preciso momento cuando la **VOLUNTAD** desempeña un rol decisivo.*

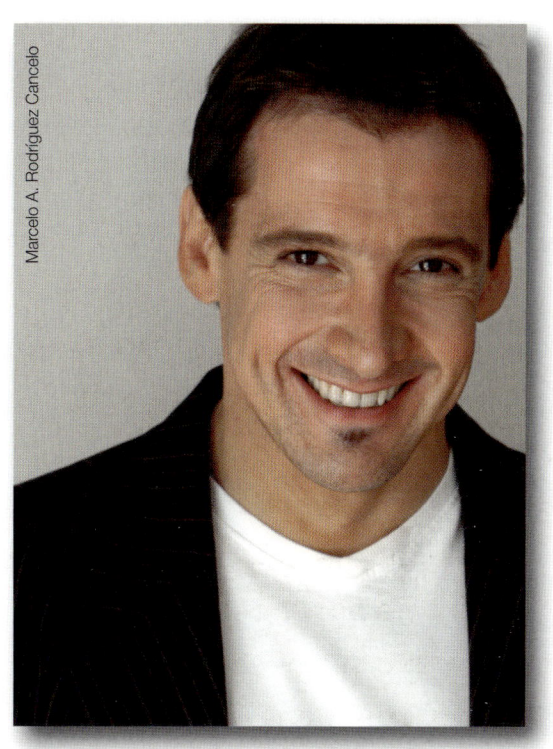

Con mucha facilidad nos dejamos llevar por el excesivo descanso y la pereza. Es en medio de ese posible desorden cuando resulta imprescindible encarar un ordenado plan de trabajo. A partir de este momento comienza a estar presente tu fuerza de voluntad, planificando y sumando minutos de actividad física para hacer tu vida más saludable y placentera.

La voluntad es como un músculo del cuerpo; los músculos se debilitan en la medida que dejan de moverse y ejercitarse. Lo mismo pasa con la voluntad, cada situación que requiere esfuerzo es una oportunidad para fortificarla, tonificarla y robustecerla, de lo contrario, la voluntad pierde cuerpo, forma, consistencia y fuerza.

Cada uno de nosotros trabajamos fuertemente día tras día para asumir responsabilidades, cumplir con nuestras tareas y desarrollar nuestros talentos. No te olvides

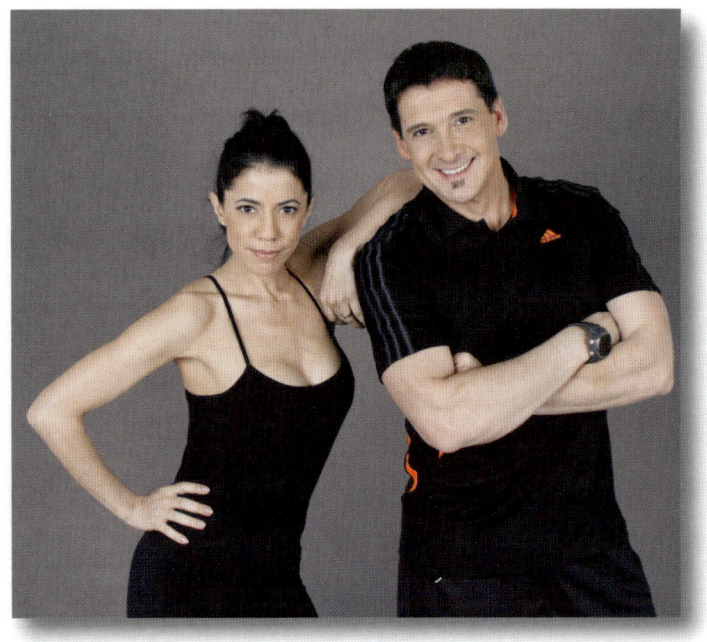
de que estamos capacitados física y mentalmente para realizar grandes conquistas, lograr metas y alcanzar aquello que deseamos.

Te desafío a que elijas cualquiera de los pasos de este libro. Tienes a tu alcance el remedio más inmediato, seguro y eficaz para potenciar tu salud. Es un salvoconducto sin vencimiento, funciona para jóvenes y mayores, y sin ninguna duda te cambiará la forma de vivir la vida: es tu actividad física.

Que lo disfrutes tanto como yo disfruté escribiendo este libro para ti.

Sergio Verón

INTRODUCCIÓN

¿Qué es la actividad física?

La actividad física es todo tipo de movimientos que realices con tu cuerpo durante un determinado periodo de tiempo, ya sea en tu trabajo o vida laboral y en tus momentos de ocio. Cada vez que te mueves aumenta considerablemente el gasto de energía (gastas más calorías) y aumenta el gasto metabólico basal. La actividad física puede ser una solución para combatir el cansancio, el aburrimiento y estar fuera de forma. Lo que seguramente no sabías es que algunas de las actividades de la vida diaria, como hacer las tareas de la casa, trabajar en el jardín o sacar a pasear a tu mascota son ejemplos de actividad física.

Beneficios de la Actividad Física

Muchas veces no encontramos una razón poderosa para realizar una actividad física (ver recuadro). Por eso te muestro algunos beneficios para que puedas optar **por una vida menos sedentaria.**

Enumera del 1 al 7 según tus necesidades y en orden de prioridad (1: más importante, 7: menos importante) aquellos beneficios que crees que te incentivarán a ser un poco más activo. Si crees tener algún otro beneficio que no está dentro del recuadro, por favor, agrégalo a tu lista.

1.
2.
3.
4.
5.
6.
7.

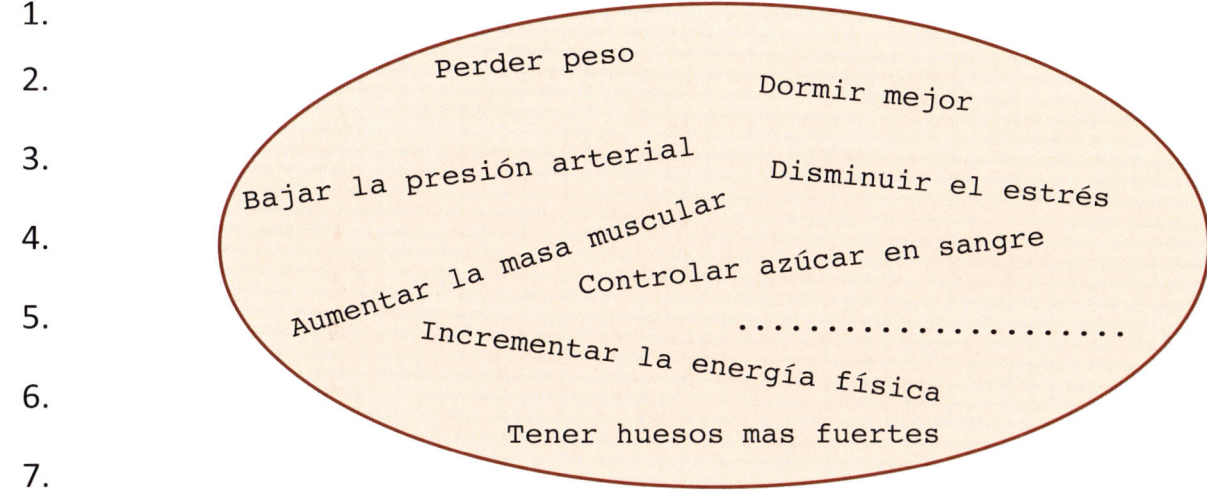

- Perder peso
- Dormir mejor
- Bajar la presión arterial
- Disminuir el estrés
- Aumentar la masa muscular
- Controlar azúcar en sangre
- Incrementar la energía física
- ....
- Tener huesos mas fuertes

1.

2.

3.

4.

5.

6.

7.

....

¡Terminemos con las excusas! Aprovechemos el tiempo!

Nunca es tarde para decidirte a tener un cuerpo sano,

para ello, deberás sumar al menos 30 minutos

de actividad física diarios a partir

de este momento.

¿Sabías que...?

Un poco de actividad física es mejor que nada. Cuanta más actividad física realices, mejor te sentirás y más se beneficiará tu salud.

Para lograr beneficios para tu salud hay 2 tipos de actividades:

—Las que aceleran tu respiración mejorando el funcionamiento del corazón y los vasos sanguíneos, llamadas **actividades aeróbicas** como, por ejemplo, caminar a paso rápido, trotar, correr, bailar, nadar y andar en bicicleta, entre otras.

—Las actividades **que aumentan la fuerza de tus músculos,** como las flexiones de brazos, abdominales y todo ejercicio localizado en el que se utilice sobrecarga o se levanten pesas.

¿Quiénes pueden hacerlo?

Todas las personas de diferente figura, contextura física, altura y/o capacidad pueden y deberían moverse.

Por eso, entre tú y yo, lo vamos a hacer muy sencillo.

Todo en 4 Pasos:

Paso 1. Cómo iniciar tu plan de actividad física.

Paso 2. Cómo lograr que la actividad física forme parte de tu vida.

Paso 3. Cómo mantener el plan de actividad física a lo largo del tiempo y aumentarlo.

Paso 4. Cómo mantenerte activo toda la vida.

¿Cómo aprovechar al máximo este «tu libro» de actividad física?

Lee atentamente la siguiente tabla porque la misma te llevará a cada sección.

¿Cuál de estas situaciones se parece más a la tuya?

Tengo ganas de comenzar y quiero saber cómo incorporar alguna actividad física, pero todavía no sé cómo...

Ir al Paso 1
Vas a trabajar en las «Ventajas de mantenerse activo»
Ver página 23

Estoy haciendo apenas una pequeña cantidad de actividad física y quiero saber cómo aumentarla...

Ir al Paso 2

Ver página 35

Estoy realizando actividades físicas, pero quiero organizarlas, aumentar la intensidad y/o optimizarlas para ganar tiempo y efectividad. Cómo evitar posibles lesiones.

Ir al Paso 3

Ver página 65

Tengo ganas de comenzar y quiero saber cómo incorporar alguna actividad física, pero todavía no sé cómo...

Ir al Paso 4

Ver página 109

1

PASO 1. Comenzando de a poco

A veces lo más difícil es dar el primer paso, para eso debemos eliminar posibles **barreras para no hacer nada**.

Hay muchas y diferentes razones que harán que pares o nunca inicies una actividad física. Elige una posible barrera que es la que más te complica u obstaculiza en este momento y escríbela en el recuadro siguiente como la Nº 1. Después sigue anotando en orden de prioridad otras barreras que también tendrás que ir superando. La barrera Nº 9 sería la menos importante. Si es necesario, agrega más líneas a la lista por cada barrera que quieras superar.

1.
2.
3.
4.
5.
6.
7.
8.
9.

Odio el ejercicio
Dormir mejor
Es demasiado pesado para mí
No tengo tiempo
Me duelen las articulaciones
Me canso muy rápido
Tengo mucho sobrepeso
No me gusta transpirar
Estoy muy viejo

Estrategias para saltar tus propias barreras

Problema	Solución

Odio el ejercicio

> Busca un lugar y entorno que sea agradable, acompáñate con música/radio/mp3, busca compañía. **¡Caminar es fácil y ayuda a empezar!**

No tengo tiempo

> Empieza con sesiones cortas, entre 10 y 15 minutos c/u. Sal a caminar 5 minutos en alguna pausa del trabajo. **¡Estos pequeños estímulos físicos suman!**

No me gusta transpirar

> No necesariamente siempre se transpira, busca lugares frescos. **¡Si transpiras tienes que entender que eso es bueno!**

Es demasiado pesado para mí

> No es necesario correr un maratón; **caminar**, por ejemplo, **suele ser más beneficioso** en la mayoría de los casos.

Estoy muy vieja

> No hay edad ni límite para moverte, a medida que van pasando los años **se hace más necesario no estar tanto tiempo en reposo** o sentado.

Me canso rápido

> Al empezar de «0» la fatiga llega en poco tiempo. **Descansa, recupérate y vuelve a arrancar.** Si ese día quedaste exhausto, para y arranca al día siguiente.

Me duelen las articulaciones

 Haz movimientos sentado y sin sobrecarga

Tengo mucho sobrepeso

 Camina pocos metros, haz ejercicios en el agua, empieza de a 10 minutos, unas 2 veces al día. **¡10 minutos es mejor que nada!**

Ventajas de mantenerte activo

Marca los beneficios que esperas obtener por estar activo:

—Bajar de peso

—Mantenerme en un peso saludable

—Pasar más tiempo con mis amigos

—Conocer otras personas

—Pasarlo bien y divertirme

—Disfrutar de una mejor salud

—Aumentar mis probabilidades de vivir más tiempo

—Aumentar mi autoestima

—Tener menos probabilidades de deprimirme

—Dormir mejor por la noche

—Verme mejor

—Tener músculos y huesos más fuertes

—Estar en mejor forma física

—Desplazarme con más facilidad

¿sabías que...?

Si no comienzas con algún tipo de actividad física tienes mayor probabilidad de:

—Sufrir alguna enfermedad coronaria
—Sufrir diabetes de tipo 2
—Tener presión arterial alta
—Tener colesterol malo elevado en la sangre
—Sufrir un derrame o ataque cerebral

Aumenta la actividad poco a poco...

¡Hoy empiezo! Al principio haz lo que puedas, luego deberás ir buscando la manera de hacer un poquitito más.

Después de varias semanas aumenta los minutos de las actividades que estás realizando, no está mal que le dediques más tiempo y aumentes algún día la frecuencia.

Caminar es una forma de agregarle actividad física a tu vida. Al comienzo, durante las primeras dos semanas, camina 10 minutos todos los días que puedas.

Aumenta el tiempo de duración y la cantidad de días. Camina y suma minutos. Intenta caminar 15 minutos en vez de 10. Después, aumenta la cantidad de días por semana.

Acelera el paso. Cuando te resulte fácil caminar, trata de acelerar el paso. Mantén un ritmo de caminata rápida durante un par de meses. Los fines de semana invita a algún amigo o familiar a salir a caminar para que la actividad sea más variada y recreativa.

¿Cuánta actividad física es necesaria?

Lo más efectivo:

Actividades aeróbicas

—Se debe realizar unos 150 minutos semanales de actividad aeróbica a intensidad moderada.
—10 minutos por cada sesión es el mínimo requerido

Actividades de fuerza o anaeróbicas

—3 a 5 días a la semana deberás dedicarle a los ejercicios localizados con sobrecarga.
—Pueden ser: abdominales, flexiones de brazos y cualquier ejercicios con pesas, tobilleras, bandas elásticas, etc. Ver pág. 87 y sig.

Motores para arrancar y no detenerte

1.- Elige una actividad que te guste y encaje con tu vida.

2.- Busca el momento que más te convenga para realizarla.

3.- Comienza de a poco.

4.-Seguir el siguiente orden:

    a) comienza suave, liviano

    b) pasa de leve a moderado, por ahora evitemos el «intenso»

    c) finaliza siempre con estiramientos

5.- Ten siempre un plan B, es decir alguna actividad más tranquila y placentera para los días de mayor cansancio, por ejemplo: *hoy no voy a trotar pero sí puedo caminar a paso rápido y hacer más ejercicios de flexibilidad.*

6.- Acompáñala con **música:**

- —para la *parte **aeróbica y localizada***: ritmos latinos, salsa, merengue, samba, mambo, reguetón, bachata, pop rock latino, tango, reggae, cha-chachá, rumba, cumbia, flamenco, cuarteto.

- —para la ***relajación y estiramiento***: sonidos de la naturaleza, mantras, chill out, clásica, boleros, baladas, bossa nova, otros.

7.- Busca alguna compañía para no aburrirte y, así, te sea más entretenido. Ten una persona o grupo de apoyo que podría ayudarte a ser constante en la actividad.

8.- Agéndala. Prográmala en tu celular o móvil con alarma para no olvidarla. Si ese día no se puede, reagéndala en el mismo momento para que siga estando en tus registros.

9.- Establece pequeñas metas por escrito, por ejemplo: semana 1ª: hacer 30 minutos x día; semana 2ª: sumar ejercicios abdominales; semana 3ª: sumar ejercicios de glúteos, y así sucesivamente.

10.- Registra los progresos y avances. Anotar todo te permitirá ver que actividad vienes realizando desde el primer día. También anota tiempos, recorridos, elementos de peso y como te estás sintiendo, entre otras cosas.

...YA TIENES EL MOTOR PARA MOVERTE, AHORA VAMOS

A PISAR EL ACELERADOR

ACELERADORES PARA REALIZAR LA ACTIVIDAD FÍSICA

1.- Suma minutos cada vez que puedas. Puedes sumar de a 1 minuto.

2.- Si no quieres estar pendiente de los tiempos, suma metros, distancias, cuadras, manzanas o vueltas.

3.- Si aceleras la música vas a acelerar el paso o la velocidad del movimiento, por lo tanto se acelerará tu ritmo cardíaco, eso se traduce en que aumentarás el gasto calórico.

4.- **No dejes que ocupen tu tiempo. Piensa que esta actividad también es impostergable**.

5.- Anota tus **metas** y que **T O D O** quede por escrito.

6.- **¡Arrancaste! ¡No puedes parar!**

¡FITNESS! ¿Qué es eso?

UNA PALABRA QUE SEGURAMENTE MUCHAS VECES LEISTE O ESCUCHASTE

Te cuento de qué se trata, así te amigas y dejas de tenerle miedo

El *fitness* contempla varios aspectos a la hora de planificar tu actividad. Las variables para planificar «cantidad» de actividad física que uno puede realizar va a depender de los factores englobados en el principio FITTE: *Frecuencia, Intensidad, Tiempo, Tipo y Entretenida* de ahí el acrónimo inglés **FITNESS**

Frecuencia (nivel de repetición): la cantidad de veces que la persona realiza actividades físicas (a menudo expresada en número de veces a la semana)

Intensidad (nivel de esfuerzo): el nivel de esfuerzo que implica la actividad física (definida como leve, moderada, alta o vigorosa)

Tiempo (duración): la duración en minutos de la sesión de actividad física

Tipo: la modalidad específica de ejercicio que la persona realiza (por ejemplo, trotar, nadar, etc.)

Entretenida: la actividad debe ser divertida y en lo posible placentera. Si la actividad es llevadera sin ninguna duda será sostenida a largo plazo

---

Actividades moderadas que requieren poco esfuerzo como para empezar
(marca las que vayas a probar)

- [x] —Andar en bicicleta, fija o de paseo
- [x] —Bailar al ritmo que más me guste
- [x] —Trabajar en el jardín (barrer hojas, podar, cortar el césped)
- [x] —Caminar a paso medio, sin llegar a trotar
- [x] —Hacer ejercicios en el agua, tipo acuaeróbicos
- [x] —Ir a hacer las compras caminando

> ## ¿sabías que...?
>
> Reconocer una dificultad puede ser el primer paso hacia la solución, una nueva oportunidad de cambiar.

¿Qué capacidades y tipos de actividad física vas a hacer?

Existen cuatro categorías básicas de actividad física:

1) **Resistencia**
2) **Fuerza**
3) **Flexibilidad**
4) **Equilibrio**

Lo que no sabías es que cada tipo de actividad física se puede desarrollar regularmente, mediante diversas actividades diarias y con ejercicios específicos.

Para comenzar a realizar estas actividades vas a respetar un ritmo (que va a corresponder a tu estado físico actual) y respetando una progresión gradual.

Cada tipo de ejercicio proporciona distintos beneficios.

1.- Resistencia

¿Cuáles son las actividades de resistencia o aeróbicas?

También llamados ejercicios cardiovasculares o aeróbicos. Son aquellas que aumentan la frecuencia cardiaca y respiratoria y se practican por períodos prolongados.

Las actividades de resistencia moderadas podrían ser caminar, hacer acuagym, bailar o andar en bicicleta.

Las actividades de resistencia rigurosas pueden ser ascender escaleras, caminar en subidas, trotar, remar, nadar muchas vueltas continuas en la pileta y andar en bicicleta cuesta arriba.

¿Cuáles son los beneficios específicos de los ejercicios de resistencia?

—Mejoran la salud del corazón, de los pulmones y del sistema circulatorio.
—Aumentan la fuerza y mejoran el funcionamiento de todos los aparatos y sistemas del cuerpo, al aumentar el flujo sanguíneo.
—Ayudan a prevenir o retardar algunas enfermedades crónicas tales como la obesidad, hipertensión y diabetes entre otras.

2.- Fuerza

¿Cuáles son los ejercicios de fuerza?

Los ejercicios de fuerza son actividades que desarrollan los músculos y que además fortalecen los huesos.

Algunos ejemplos de ejercicios específicos de fuerza son flexionar y extender los brazos, flexionar y extender las piernas en diferentes direcciones. Sentarse y pararse de una silla en forma repetida sería un ejercicio de fuerza, que en una sala de musculación de cualquier gimnasio el profesor te lo indicaría bajo el nombre de «sentadillas».

Los ejercicios de fuerza también pueden hacerse con una gran variedad de elementos, incluyendo bandas elásticas de resistencia, tobilleras, barras, pesas o sustitutos de los mismos, tales como botellas de plástico cargadas de agua o arena, latas de conservas, mochilas con objetos dentro, libros, etc.

¿Cuáles son los beneficios específicos de los ejercicios de fuerza?

—Pueden restaurar el músculo y la fuerza. Las personas pierden del 20 al 40% de su tejido muscular a medida que envejecen (dicha pérdida de masa muscular se denomina *sarcopenia*). Pequeños estímulos de los músculos pueden lograr grandes diferencias en el aumento de la fuerza, especialmente en personas sedentarias.

—Ayudan a prevenir la pérdida ósea (osteoporosis), y aumentan el metabolismo para mantener bajo peso y adecuado nivel de azúcar en la sangre.

—Y los más importante, contribuyen a que las personas sean lo suficientemente fuertes como para mantenerse activas e independientes.

3.- FLEXIBILIDAD

¿Cuáles son los ejercicios de flexibilidad o estiramiento?

Los ejercicios de flexibilidad o estiramiento son actividades que mejoran la flexibilidad, tales como flexiones, inclinaciones y extensiones, incluyendo doblar y estirar el cuerpo.

¿Cuáles son los beneficios específicos de los ejercicios de flexibilidad o estiramiento?

—Ayudan a mantener flexible el cuerpo y a mejorar el estado de movilidad de las todas las articulaciones.

—Dan mayor libertad de movimiento para realizar las actividades diarias necesarias para la vida independiente.

—Pueden ayudar a prevenir las lesiones, ya que al tener mejor elasticidad existe un menor riesgo de ruptura muscular en caso de movimientos bruscos y descontrolados.

—Tienen un efecto relajante y descontracturante.

4-Equilibrio

¿Cuáles son los ejercicios de equilibrio?

Los ejercicios de equilibrio se pueden hacer en cualquier momento y en cualquier lugar. Incluyen actividades tales como caminar en línea, primero el talón y luego la punta de los dedos; pararse en punta en un solo pie, y luego en el otro; ponerse en punta de pie y sentarse en una silla sin utilizar las manos.

¿Cuáles son los beneficios específicos de los ejercicios de equilibrio?

—Al mejorar el equilibrio y la postura estos ejercicios pueden ayudar a prevenir caídas y posibles fracturas en especial de cadera y miembros inferiores, que constituyen una de las principales causas de discapacidad en las personas adultas mayores.

¿Qué y cuánto debes hacer?

Hay formas de saber cuándo es el momento apropiado para aumentar la cantidad e intensidad del plan de actividad física. Por ejemplo:

—Cuando puedas levantar una pesa más de 15 veces, sería el momento de poder agregarle más peso a los ejercicios de fuerza.

—Y cuando las actividades de resistencia ya no te resulten tan difíciles, es tiempo para moverte un rato más largo; haciendo ejercicios más difíciles como subir escaleras.

Es normal que a veces bajes el rendimiento de los ejercicios, aunque las mediciones y tus registros mensuales deberían subir generalmente.

PASO 2. CÓMO LOGRAR QUE LA ACTIVIDAD FÍSICA FORME PARTE DE TU VIDA

SÉ «PRO ACTIVO». A continuación hay tres ejemplos de cómo sumar actividad

1.- Puedes hacer más si realizas las actividades **por más tiempo** cada vez. ¿Estás caminando unos 20 minutos tres veces por semana? **Aumenta el tiempo:** camina durante 30 minutos tres veces por semana.

2.- Puedes hacer más si realizas las actividades **con más frecuencia.** ¿Estás haciendo bicicleta a velocidad baja 2 días a la semana durante 25 minutos? **Aumenta el número de días** en que te pones a andar en bicicleta. Hazlo 4 veces a la semana durante 25 minutos.

3.- Si no hiciste tanta actividad física antes, **aumenta gradualmente**. Con el tiempo reemplaza algunas de las actividades moderadas por actividades intensas que requieran más esfuerzo.

MIS OBJETIVOS. ¿HACIA DÓNDE VOY?

OBJETIVOS A CORTO PLAZO Fecha de hoy ____/____/____

Escribe al menos dos objetivos personales a **corto plazo**. ¿Qué estrategias vas a utilizar en las próximas dos o tres semanas que te ayuden a realizar y cumplir con tu actividad física?

1. _____

2. _____

3. _____

OBJETIVOS A LARGO PLAZO Fecha de hoy ____/____/____

Escribe al menos dos objetivos personales a **largo plazo**. Enfócate en cómo te gustaría estar dentro de los próximos 6 meses o 1 año como máximo. Plantea objetivos que te ayuden a incorporar la actividad física como parte de tu vida. Monitorea tus progresos y celebra tus logros.

1. _____

2. _____

3. _____

Inventario de actividad física en tu casa

Este inventario te ayudará a evaluar todas las posibilidades existentes reales de hacer actividad física en tu casa. Vas a descubrir elementos, espacios e ideas para moverte que nunca habías registrado.

Instrucciones:

1.-Tienes las opciones **A – B – C**
2.-Si crees que la pregunta no es aplicable, no la contestes.
3.-Para saber el resultado final de tu inventario deberás sumar el total de respuestas **A, B** y **C**
4.-Una vez el resultado lee las «**sugerencias**» dadas

Pregunta 1: Marcar con una X cada una de las cosas que tienes en tu casa:

Ropa adecuada para hacer ejercicio (cualquier prenda que te permita mover cómodamente)	
Zapatillas o calzado deportivo	
Aparatos, por ejemplo: cinta de caminar, bicicleta fija, escalador, elíptico, plataforma vibratoria, remo.	
Equipo deportivo, por ejemplo: pelotas de futbol, básquet, esferodinamia, raqueta de tenis, etc.	
Bicicleta de carrera, paseo, playera, patines	
Mascota para llevar a pasear	
Agenda o cuaderno para anotar actividades	
Escaleras	
Pasómetro	
Espacio para hacer actividad física en su casa	
Veredas	
Bicisenda /carriles para bicicleta. Sendero, pista para caminatas	
Plaza, parque	
Centro recreativo o polideportivo	
Pileta/piscina	
Transporte público	
Total de X	
A.-11 a 16 marcadas	
B.- 6 a 10 marcadas	

Preguntas	A Siempre	B A veces	C Nunca
C.- 0 a 5 marcadas			
1.- ¿Resultado del inventario de cosas que tienes alrededor de tu casa.	11 a 16	6 a 10	0 a 5
2.- ¿Puedes usar la escalera de casa o alguna cerca?			
3.- ¿Tienes disponible un equipo de audio para poner música mientras te mueves?			
4.- ¿Limitas el uso del control remoto? Por ejemplo: te levantas del sillón para encender/apagar o cambiar de canal para gastar más calorías?			
5.- ¿Hay disponible un espacio para hacer ejercicio al aire libre? Por ejemplo: jardín, patio, terraza, balcón.			
6.- ¿Hay veredas o aceras anchas para salir a caminar por el barrio?			
7.- ¿Están en buen estado las veredas de tu barrio como para salir a caminar?			
8.- ¿Hay alumbrado público como para salir a caminar de noche?			
9.- ¿Es segura la zona para salir a caminar? Por ejemplo: ¿hay otras personas que podrían hacer lo mismo que tú?			
10.- ¿Hay alguna bicisenda o circuito seguro para andar en bici?			
11.- ¿Usas las plazas, parques o paseos para hacer alguna actividad física?			
12.- ¿Usas algún polideportivo, piscina pública o centro recreativo de la comunidad?			
13.- ¿Para hacer compras vas caminando o en bici en lugar de usar auto u otro transporte?			
14.- ¿Acostumbras a hacer todos los trámites usando transportes públicos en lugar de tu propio auto?			
15.- ¿Hay algún amigo o amiga con quien puedas hacer actividad física?			
Totales para preguntas 1-16	____A	____B	____C

Resultados para preguntas 1 a 16:

Si elegiste entre 1 y 10 respuestas A:

Estás rodeado y formas parte de un entorno y ambiente saludable. Es necesario seguir haciendo uso de cosas y lugares; todo esto promueve y ayuda a mantenerte físicamente activo.

Si elegiste entre 1 y 10 respuestas B:

Hay algunos aspectos que están jugando en contra y no apoyan al 100% un estilo de vida saludable pero también hay cosas que se pueden mejorar, por ejemplo: buscar horarios con luz de día para hacer actividad física y evitar posibles problemas por falta de seguridad o buena iluminación en espacios públicos.

Si elegiste en su mayoría respuestas C:

Lo ideal es que programes tus actividades dentro de tu casa. Muchas veces los pocos metros cuadrados hacen que la actividad no sea tan cómoda, pero se puede mejorar y adaptar a las posibilidades.

Sugerencias para hacer un ambiente
Amigo de la Actividad Física

Inventario de cosas dentro y cerca de tu casa. Un ambiente que apoya la actividad física puede ayudarte a lograr un estilo de vida más activo. Es importante que tengas ropa apropiada, cómoda y algún calzado deportivo para hacer la actividad física. Ten en cuenta la posibilidad de contar con un pasómetro, este instrumento puede mostrar el número de pasos que realizas cada día y también puede motivarte a caminar más. Busca también la opción de usar elementos caseros como latas de conservas o bolsas de arroz para que cumplan la función de pesas o mancuernas. También, caminar por el barrio es una buena posibilidad en caso de que no tengas cinta de caminar. Fija un horario para entrenarte y anotarlo en un calendario o cuaderno para no postergarlo y, en caso de ser necesario, reprogramar el entrenamiento y no obviarlo.

El uso de escaleras, veredas, sendas, subidas/bajadas en caminos, parques, plazas cuentan como parte de los elementos fundamentales para moverse más: ¡simplemente, hay que usarlos!

Subir las escaleras es una manera muy buena para que hagas ejercicio y es fácil de incorporarlo en tu rutina diaria. Por ejemplo, si estás llevando ropa a los dormitorios, no la lleves toda a la misma vez. Sube y baja las escaleras varias veces en vez de solamente una vez. Si no hay escaleras, entonces haz varios viajes a la habitación.

Televisión y computadora. En vez de estar solamente sentado en frente de la televisión o la PC, aprovecha para andar en bicicleta fija o usar la cinta de caminar mientras ves tu programa favorito o lees noticias en tu computadora. Deja el control remoto a un lado y haz cualquier cambio directamente en el televisor. Un cambio sencillo como el de limitar el uso del mando a distancia, te permite hacer más actividad física, y además, no te tomará mucho tiempo.

El patio, jardín o terraza. Estos son excelentes lugares para hacer ejercicio. Es importante aprovechar los periodos templados para hacer todo al aire libre. Recuerda que tarde o temprano llegará el frío, la lluvia, el invierno y, sí o sí, la actividad pasará a desarrollarse más que nada en lugares cerrados. Además es importante que sepas que cualquier movimiento que hagas mientras estés trabajando en jardinería, cortando el césped o podando también se gastan muchas calorías.

Usar la vereda o acera. En ellas puedes caminar o trotar. En algunas hasta se puede patinar.

Muchos de los lugares donde sueles trasladarte pueden ser a poca distancia de tu casa. Ir caminando al supermercado, café, centro comercial u otros lugares cercanos en vez de usar el auto, no solamente harás más actividad física, sino también ahorrarás dinero por no usar el combustible de tu auto y vas a disfrutar del aire libre.

Actividad social. Se disfruta más la actividad física si la haces en compañía de un amigo, vecino, o pariente que también participe. Es importante buscar ya mismo a alguien que entienda la importancia de actividad física, aumentando la motivación de ambos para estar más activos cada día.

Actividades para fortalecer los músculos y los huesos

Lo más efectivo

Realizar actividades con sobrecarga para aumentar la fuerza de músculos y huesos por lo menos de 2 a 5 días por semana.

A continuación, te presento el **trainer kit** casero que vas a ir armando para tener en tu casa. Algunos elementos seguramente ya están en tus alacenas o armarios. Todo sirve y vas a empezar a usarlos.

Elementos para armar tu *Trainer kit*

2 Tobilleras

2 Mancuernas, banda elástica

2 Botellitas con agua

2 Libros

2 Latas de conserva

1 Silla

1 Bastón o barra

1 Almohada,

1 Toallón

Presta atención porque vas a realizar actividades que van a hacer trabajar todas las partes del cuerpo, es decir: piernas, cadera, espalda, pecho, abdomen, hombros y brazos. Los ejercicios para cada grupo muscular deben repetirse entre 8 y 12 veces en cada sesión.

A continuación vas a encontrar los ejercicios más comunes y prácticos para realizar a partir de este momento:

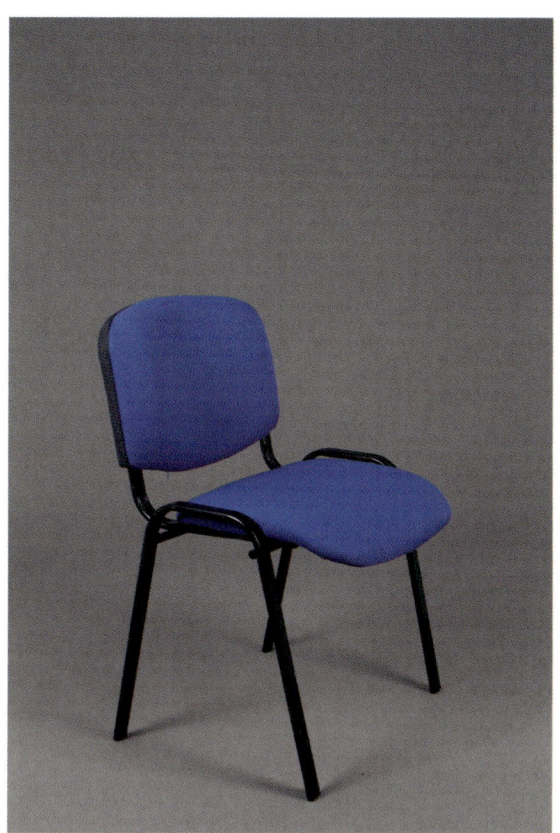
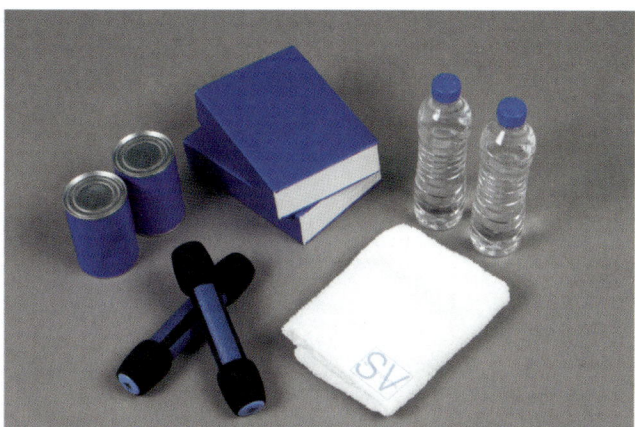
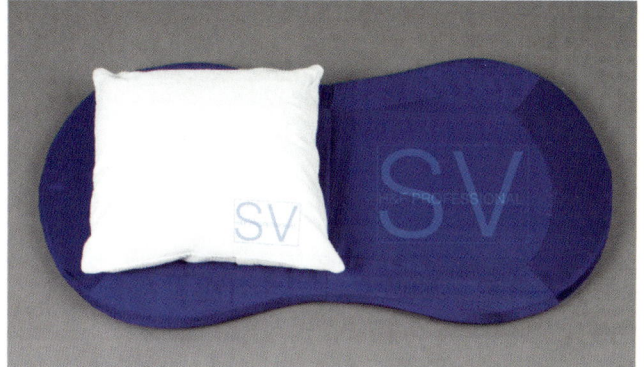
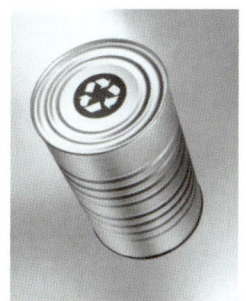
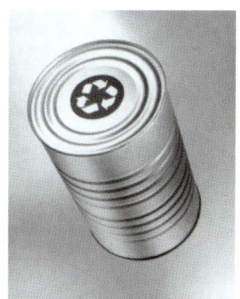
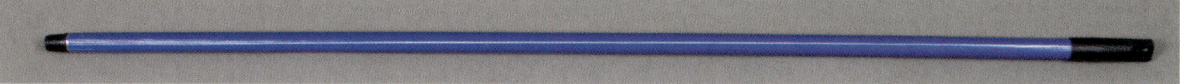

Elevación de brazos

Para que fortalezcas los músculos de tus hombros.
Elementos: **Silla, sentado, con libros en las manos**

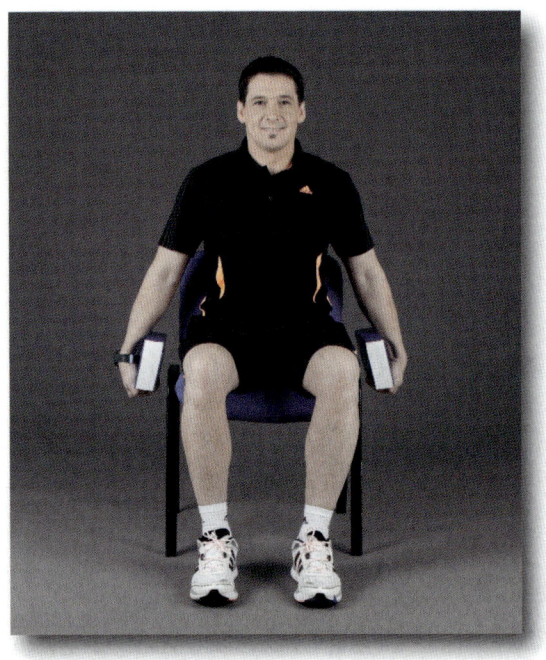

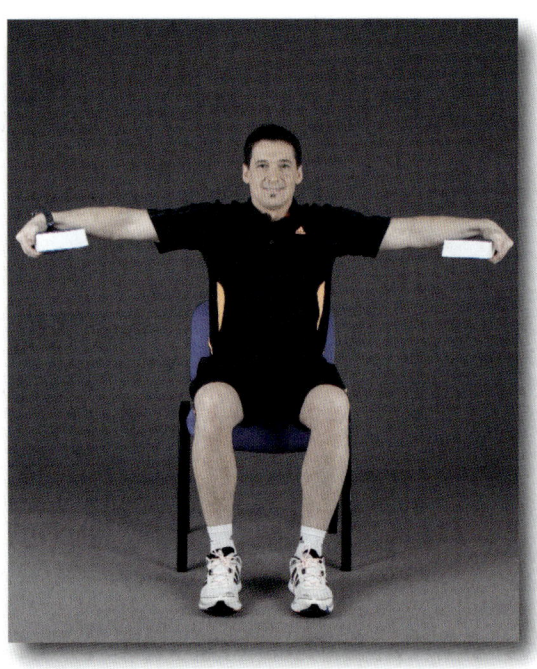

Foto 1 Vuelos laterales   **Foto 2 Vuelos laterales**

Elementos: **Silla, sentado, con libros en las manos**

—Sentarse en una silla con la espalda derecha.

—Mantener los pies apoyados sobre el piso, separados y alineados con los hombros.

—Con algún peso en las manos, colocar los brazos a los costados, con las palmas hacia adentro.

—Levantar ambos brazos hasta la altura de los hombros.

—Mantener la posición por 1 segundo.

—Lentamente bajar los brazos a los costados.

—Repetir el ejercicio de 8 a 15 veces.

—Descansar; hacer otra serie de 8 a 15 repeticiones

Brazos. Extensión de tríceps

Para que fortalezcas los músculos posteriores de la parte superior de tus brazos.
Elementos: Silla, botellita de agua mineral.

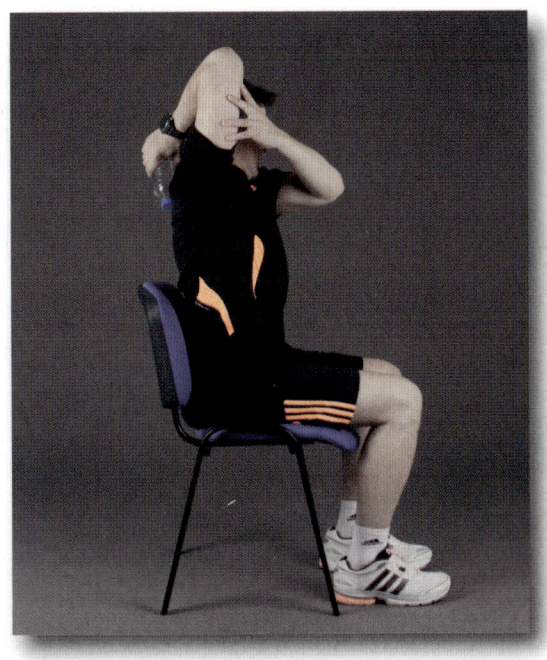

Silla, sentado

Botellita de agua mineral

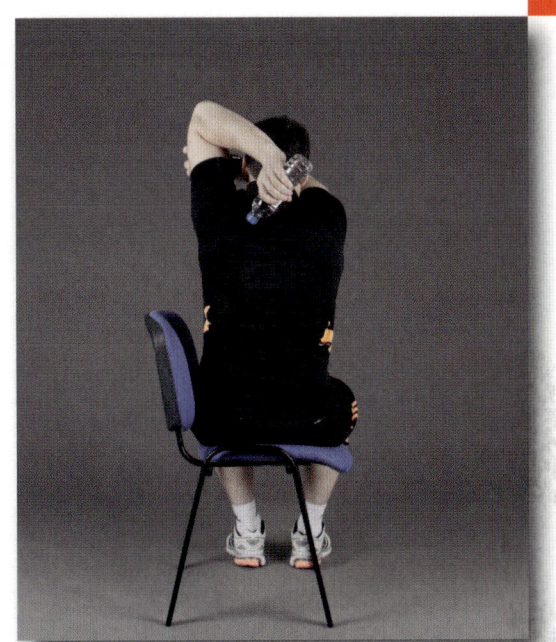

Foto 1
Tríceps - extensiones atrás

Foto 2

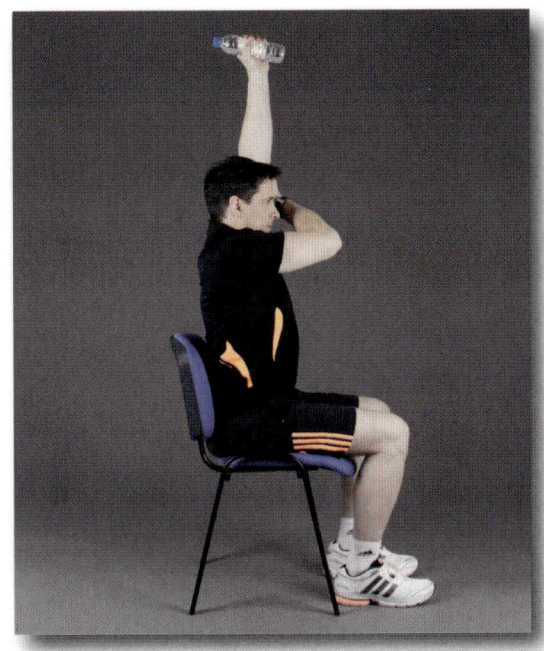

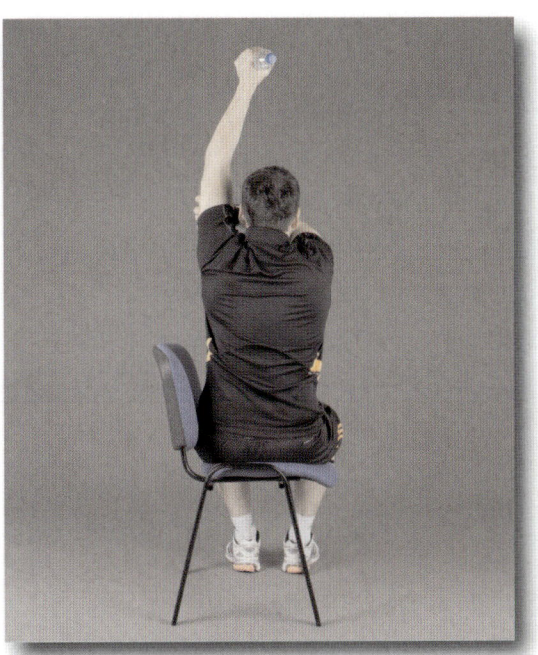

Foto 3

Foto 4

Brazos. Extensión de tríceps

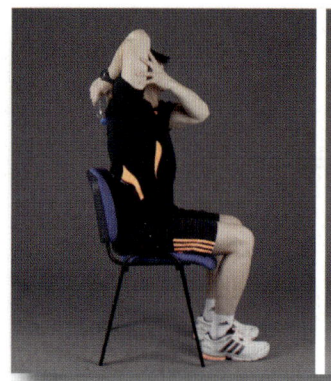 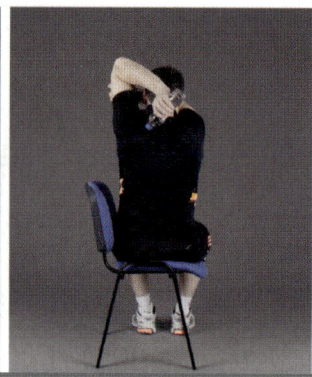 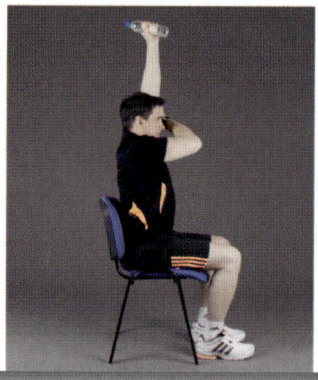 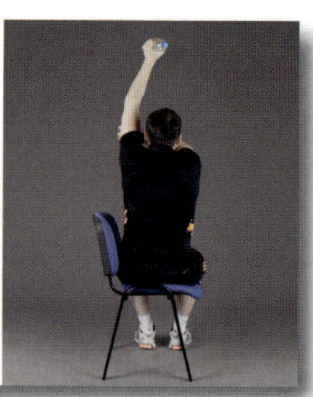

Serie de repetición

—Sentarse en la parte de adelante de una silla.
—Mantener los pies apoyados en el piso, separados y alineados con los hombros.
—Sostener la pesa con la mano, levantar ese brazo hacia el techo, con la palma hacia adentro.
—Soportar el brazo levantado con la otra mano.
—Flexionar el codo del brazo levantado y bajar la pesa hasta la nuca.
—Lentamente extender el brazo otra vez.
—Mantener la posición por 1 segundo.
—Lentamente flexionar el brazo hacia la nuca otra vez.
—Repetir flexionando y extendiendo el brazo hasta haber hecho de 8 a 15 repeticiones del ejercicio .
—Repetir el ejercicio de 8 a 15 veces con el otro brazo. Descansar.
—Repetir otra serie de 8 a 15 veces con cada brazo.

Brazos. Flexión de bíceps

Para fortalecer los músculos superiores de tus brazos.
Elementos: Silla, libros.

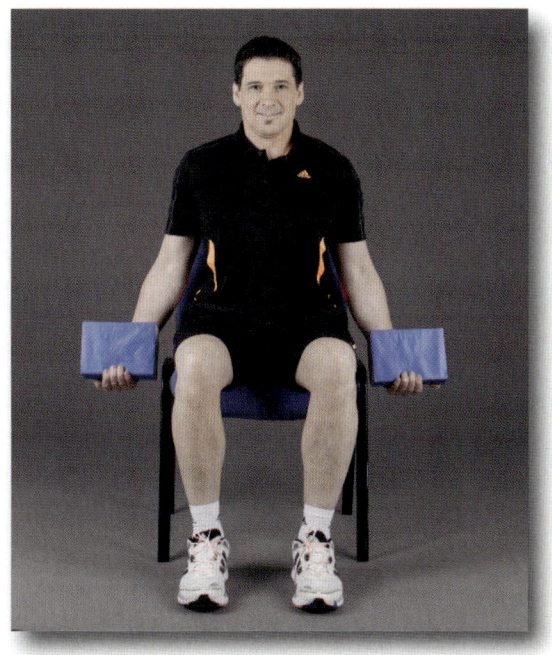

Silla, sentado

Libros

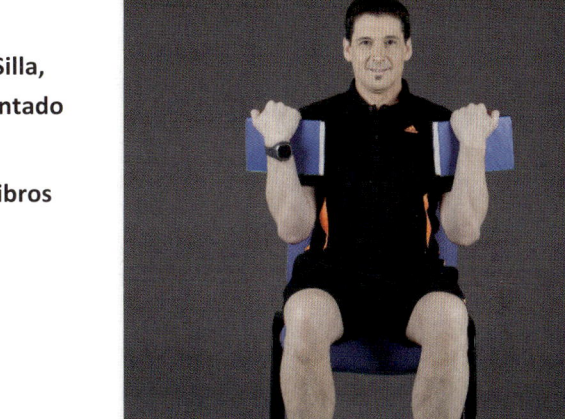

Foto 1
Bíceps 1 brazo

Foto 2

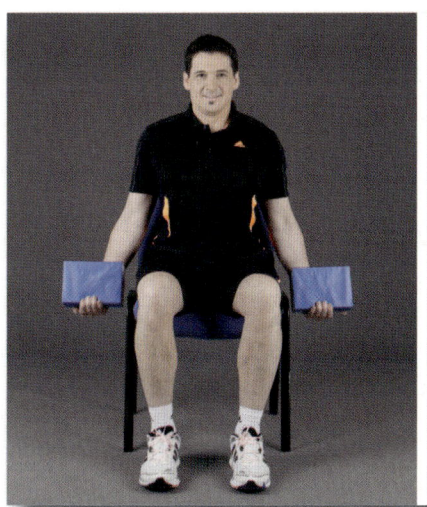 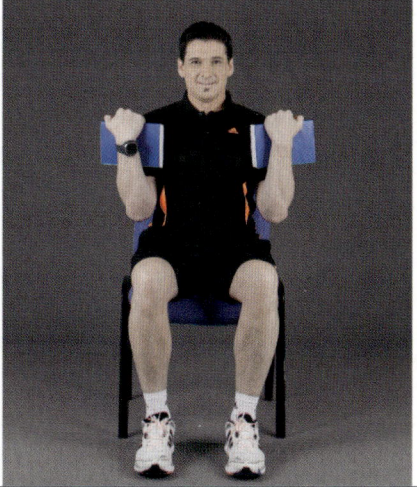 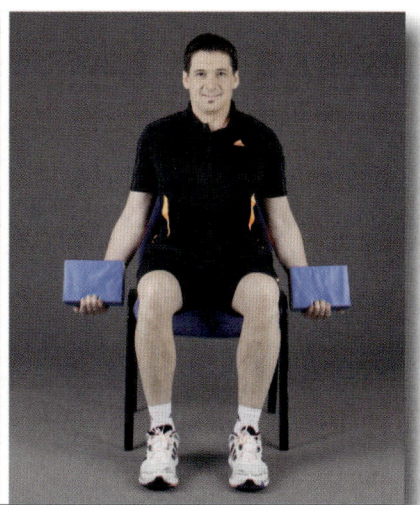

Foto 3
Bíceps a 2 brazos

Brazos. Flexión de bíceps

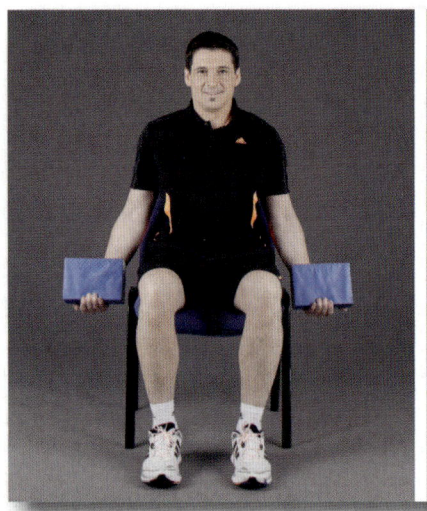 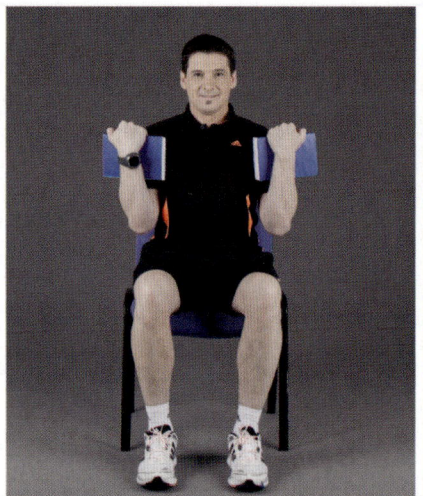 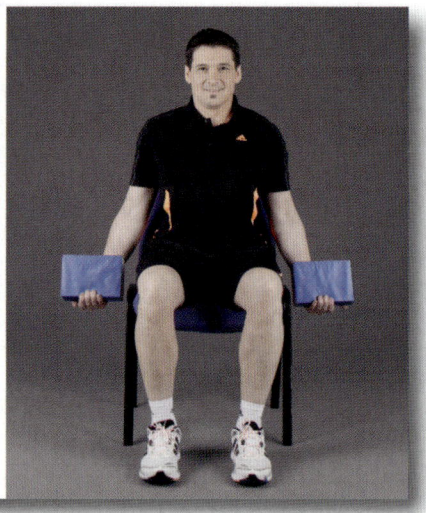

Serie de repetición

—Sentarse en una silla sin apoyabrazos, con la espalda recostada en el espaldar de la silla.
—Mantener los pies apoyados sobre el piso, separados y alineados con los hombros.
—Sostener peso en ambas manos con brazos derechos y palmas hacia el frente.
—Lentamente subir el brazo, flexionando el codo. Levantar la pesa llevando la palma de la mano hacia los hombros.
—Mantener la posición por 1 segundo.
—Bajar el brazo a la posición original.
—Repetir con el otro brazo, o hacerlo con ambos brazos de modo simultáneo.
—Alternar hasta que haya repetido el ejercicio de 8 a 15 veces con cada brazo, en caso de no ser simultáneo.
—Haga otra serie de 8 a 15 repeticiones, alternando o con ambos brazos a la vez.

Piernas y Glúteos

Levantarse de la silla, «sentadillas»
Elementos: Silla, libros.

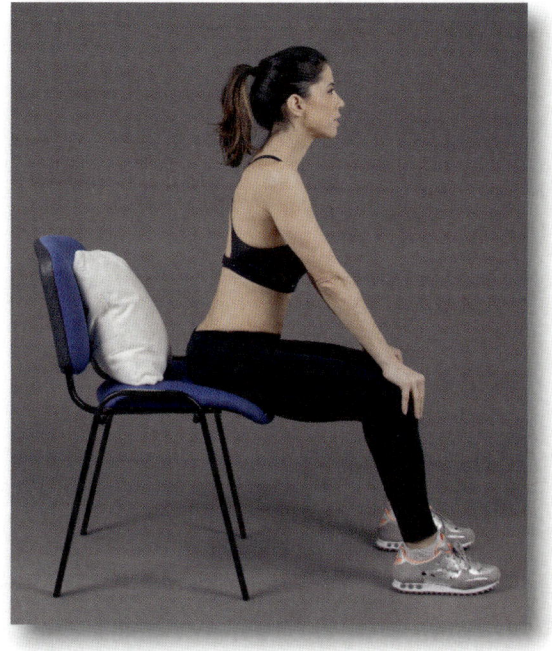

Foto 1
Piernas y glúteos, sentadilla

Silla, almohada

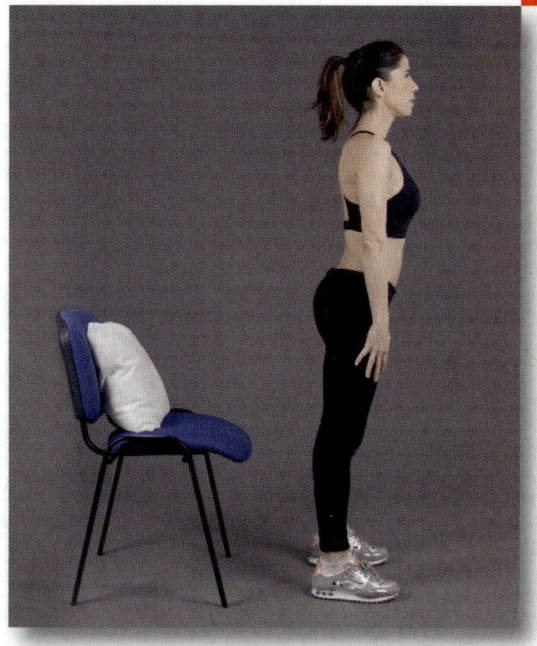

Foto 2

- —Colocar una almohada en el respaldo de una silla.
- —Sentarse en el medio o en la parte delantera de la silla, con las rodillas flexionadas y los pies apoyados sobre el piso.
- —Apoyar la espalda sobre la almohada en posición semiinclinada; la espalda y los hombros deben estar alineados y derechos.
- —Inclinarse hacia adelante con un mínimo uso de manos. La espalda ya no debería estar apoyada sobre la almohada.
- —Lentamente levantarse de la silla.
- —Lentamente volver a sentarse.
- —Mantener espalda y hombros derechos mientras hace este ejercicio.
- —Repetir el ejercicio de 8 a 15 veces.
- —Descansar no más de 1 minuto; hacer otra serie de 8 a 15 repeticiones.

Flexión plantar

Para fortalecer los músculos del tobillo y tus pantorrillas

Elementos: **Silla o mesa para apoyo, tobilleras**

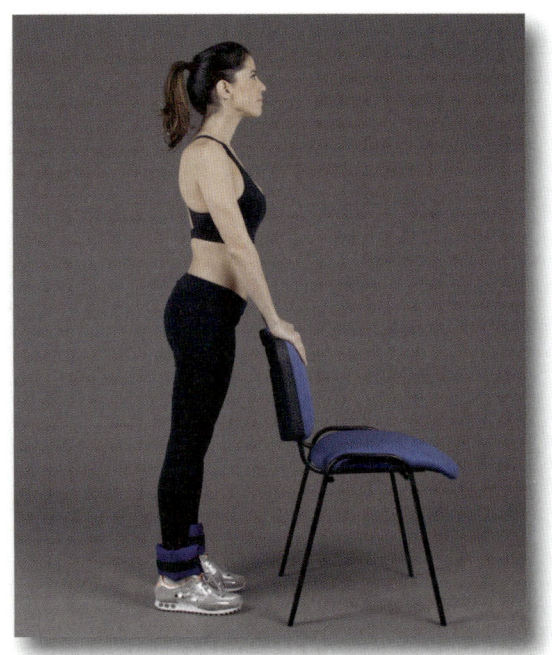

Foto 1
Gemelos a 2 pies

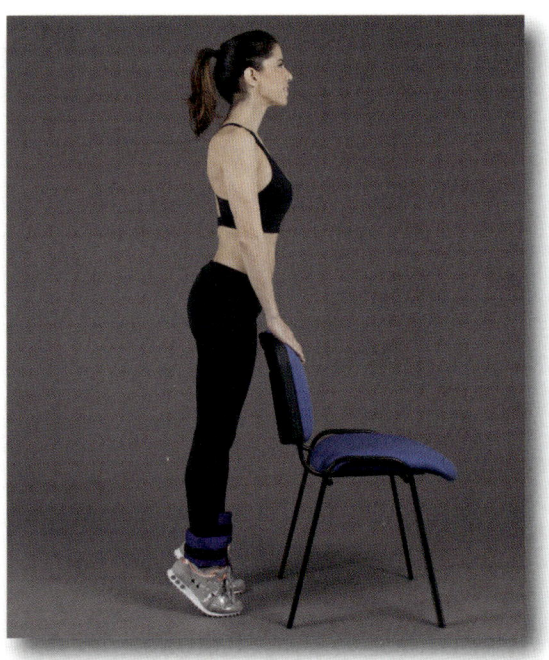

Foto 2

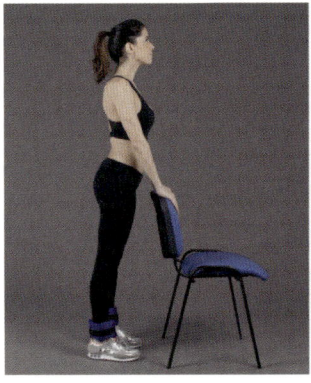 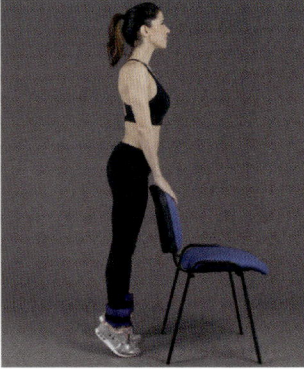 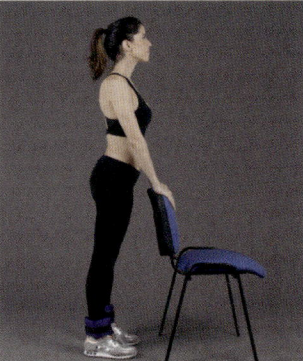

—Pararse derecho, agarrarse de una mesa o una silla para mantener el equilibrio.

—Lentamente pararse en punta de pies, lo más alto posible.

—Mantener la posición por 1 segundo.

—Lentamente bajar los talones hasta el piso.

—Hacer el ejercicio de 8 a 15 veces.

—Descansar por 1 minuto, después hacer otra serie de 8 a 15 repeticiones.

Flexión plantar
Variación para no aburrirte
Elementos: Silla, tobilleras

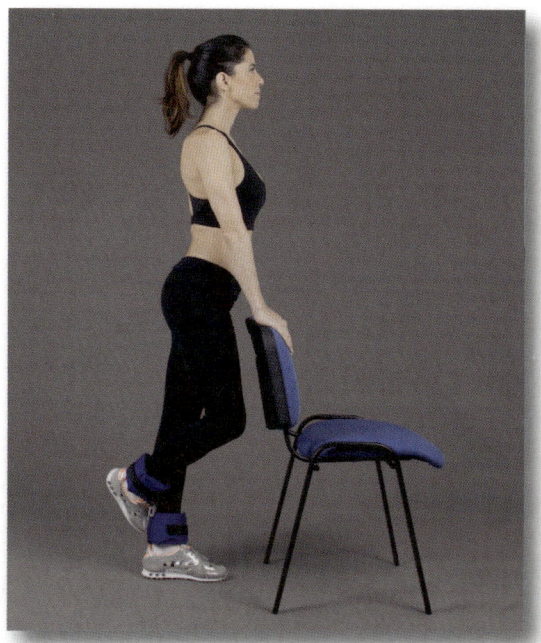

Foto 1

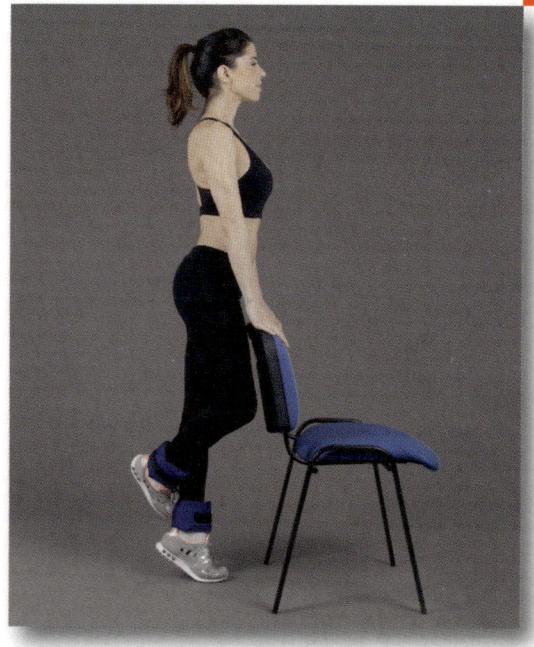

Foto 2

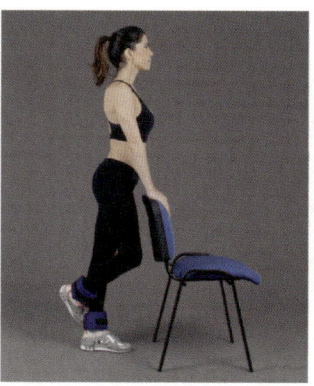
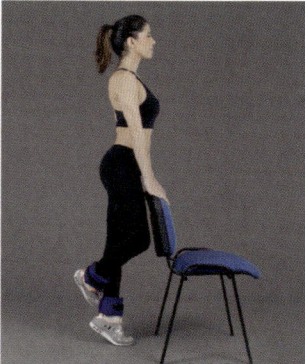
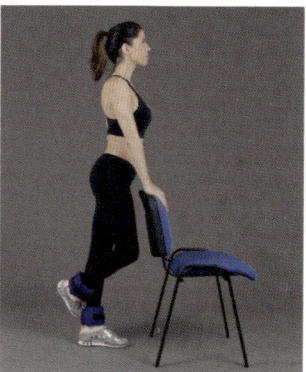

Serie de repetición

—A medida que tu seguridad y fuerza aumenten, puedes hacer el ejercicio sobre una pierna solamente, alternándolas, por un total de 6 a 12 veces cada pierna.
—Descansa un minuto, después haz otra serie de 6 a 12 repeticiones.
—Puedes también usar tobilleras de 500 grs. ó 1 kilo.

Flexión de rodilla

Para fortalecer los músculos posteriores de los muslos.
Elementos: **Silla, tobilleras**

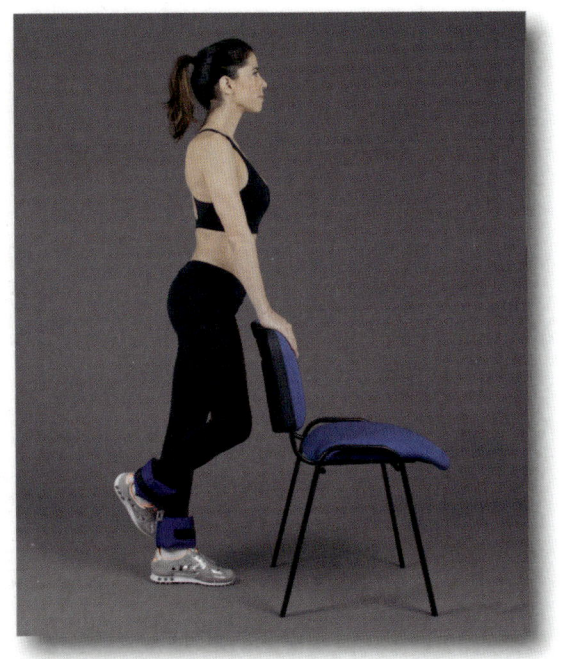 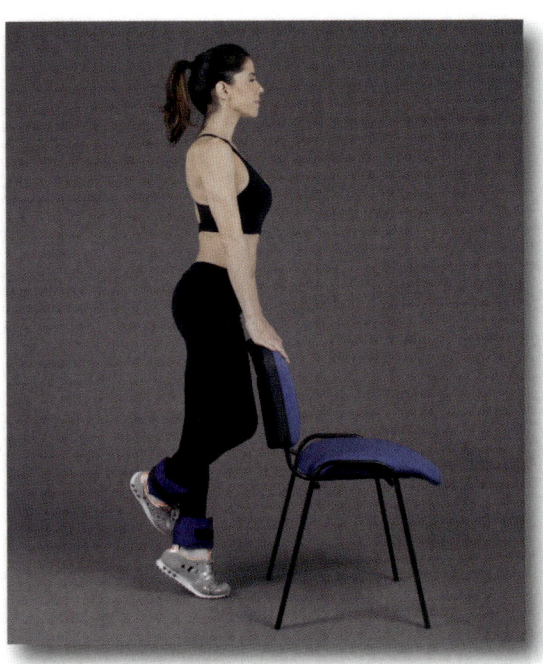

—Pararse derecho agarrándose de una silla o mesa para mantener el equilibrio.
—Lentamente flexionar la rodilla lo más que puedas. No mover la parte de arriba de la pierna; solamente la rodilla.
—Mantener la posición 1 segundo
—Lentamente bajar el pie a la posición original.
—Repetir con la otra pierna.
—Alternar las piernas hasta que hayas hecho de 8 a 15 repeticiones con cada pierna.
—Descansar; después hacer otra serie de 8 a 15 repeticiones.

Elevación de pierna hacia el costado

Para fortalecer los músculos de tu cadera y piernas.
Elementos: **Silla, tobilleras**

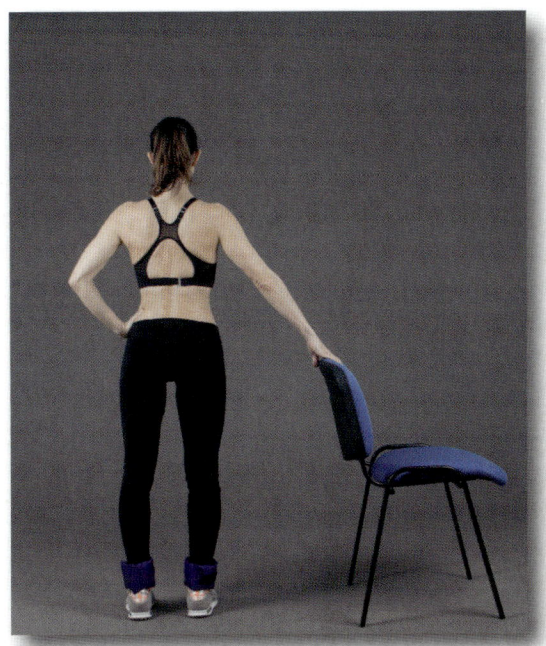

Foto 1

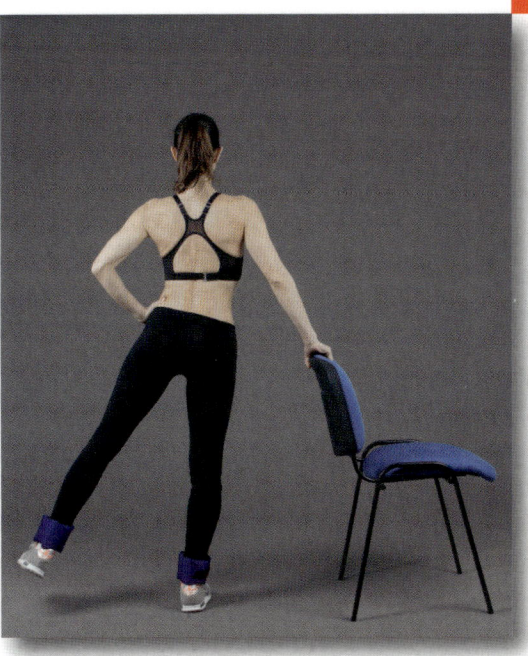

Foto 2

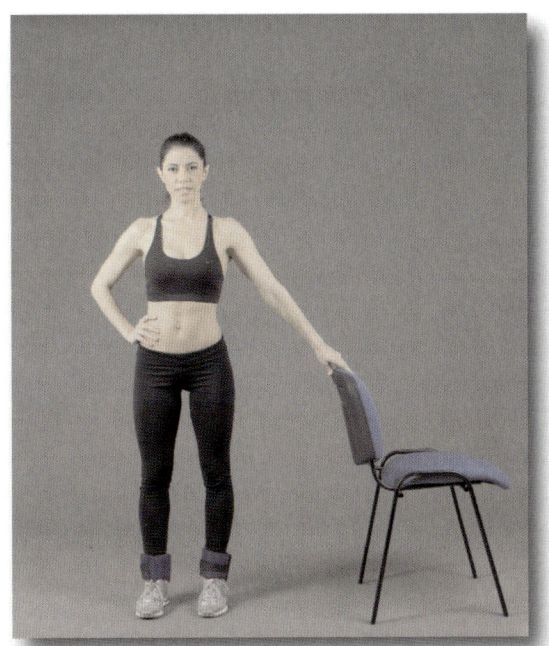

Foto 3

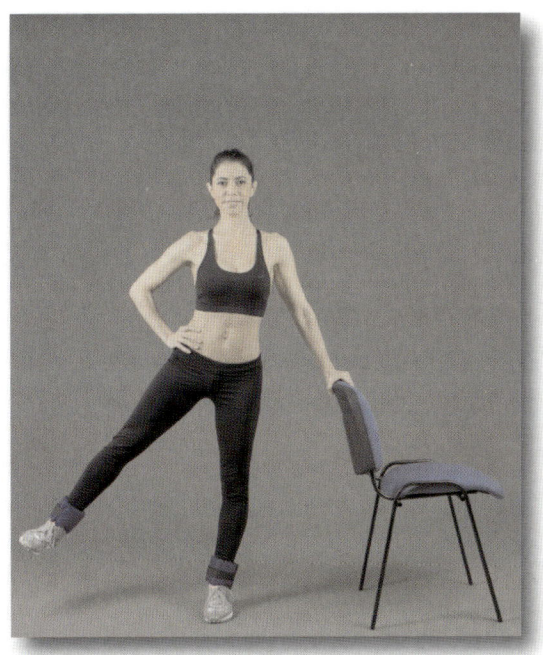

Foto 4

Elevación de pierna hacia el costado

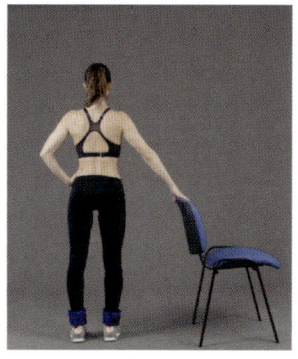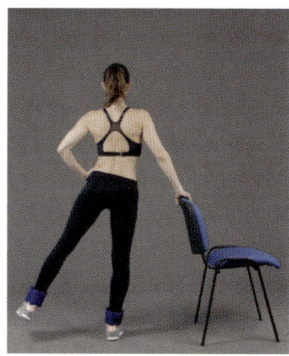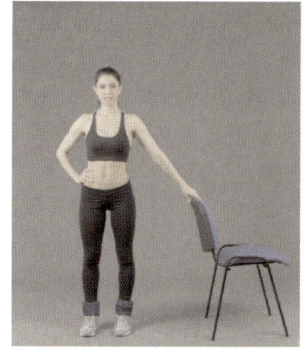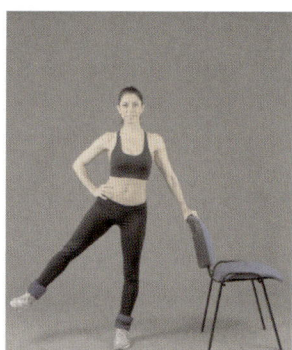

Serie de repetición

—Pararse derecho, detrás de una mesa o una silla, con los pies apenas separados.

—Agarrarse de la mesa o la silla para mantener el equilibrio.

—Lentamente levantar una pierna hacia el costado, de 15 a 30 cms hacia un lado.

—Mantener la espalda y ambas piernas derechas. No apuntar los dedos del pie hacia fuera; mantenerlos apuntando hacia adelante.

—Mantener la posición por 1 segundo.

—Lentamente bajar la pierna.

—Repetir con la otra pierna.

—Alternar las piernas hasta haber repetido el ejercicio de 8 a 15 veces con cada pierna.

—Descansar; hacer otra serie de 8 a 15 repeticiones. Si puede, es conveniente usar tobilleras.

Ejercicios de estiramiento

Este ejercicio va a estirar el músculo de afuera de tu cadera y muslos.
Elementos: **Colchoneta o manta adecuada**

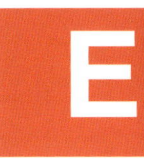

En colchoneta

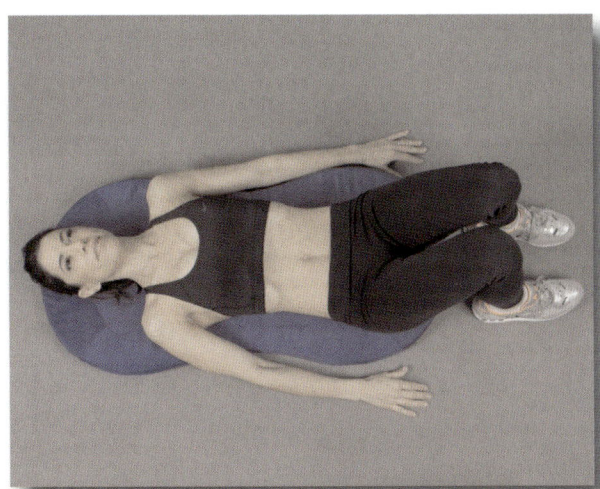

Foto 1

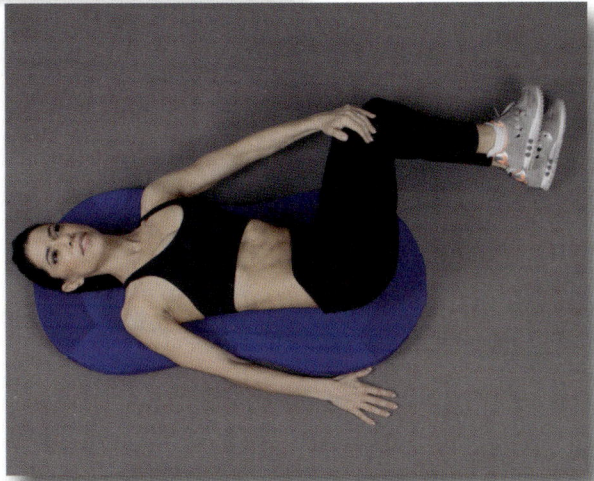

Foto 2

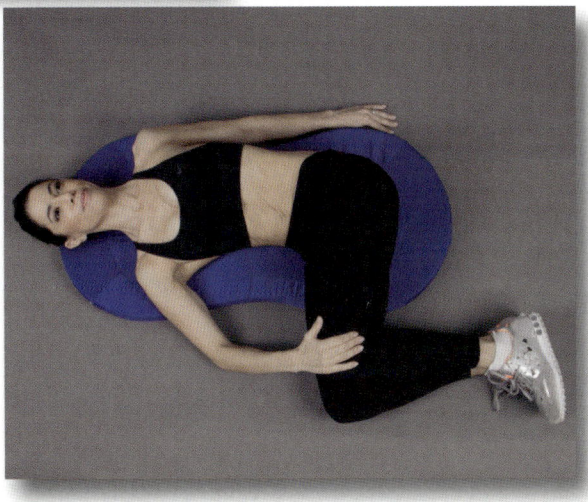

Foto 3

Ejercicios de estiramiento

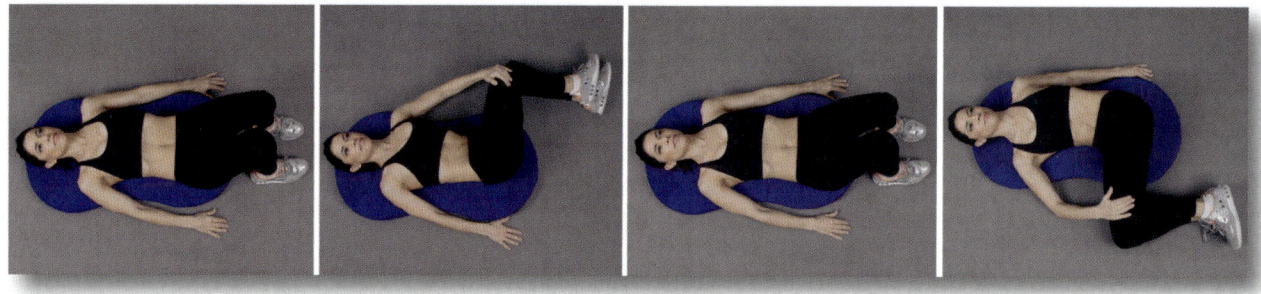

Serie de repetición

—Acostarse de espalda sobre el piso, flexionar rodillas, mantener los pies apoyados sobre el piso.
—Mantener los hombros sobre el piso todo el tiempo.
—Mantener las rodillas flexionadas y, juntas, girar suavemente las piernas hacia un lado lo más lejos posible, sin esforzarlas.
—Mantener la posición de 10 a 15 segundos.
—Regresar las piernas a la posición inicial.
—Repetir hacia el otro lado.
—Repetir el ejercicio de 3 a 5 veces hacia cada lado.

Estiramiento de cuádriceps
Elementos: Colchoneta o manta, toalla de mano o banda elástica

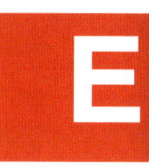

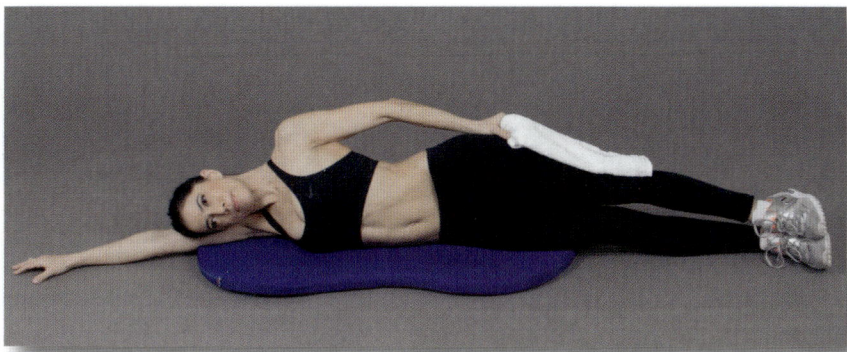

En suelo sobre colchoneta

Foto 1

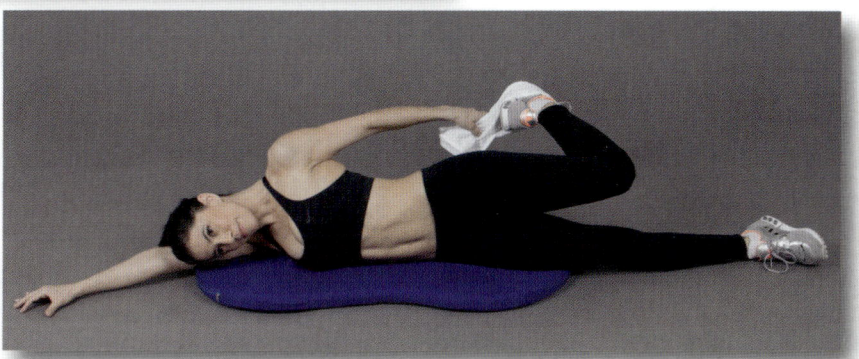

Foto 2

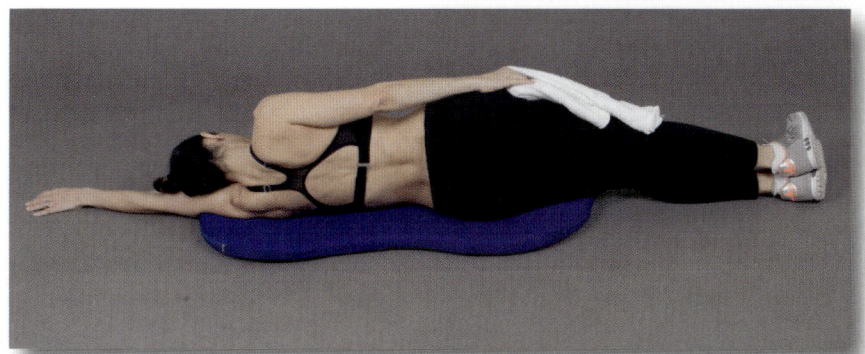

Foto 3

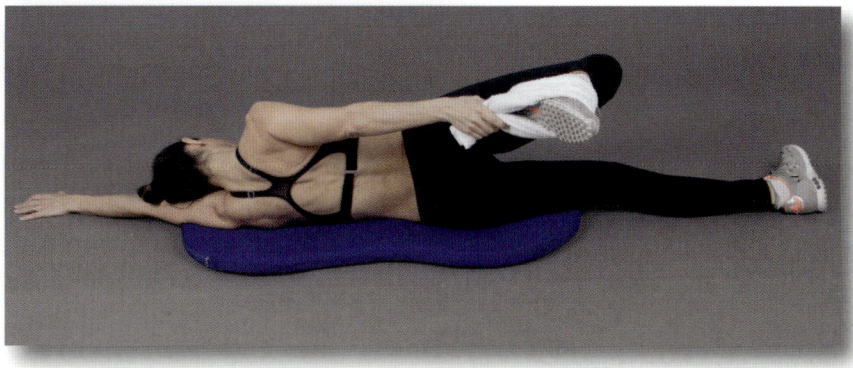

Foto 4

Estiramiento de cuádriceps

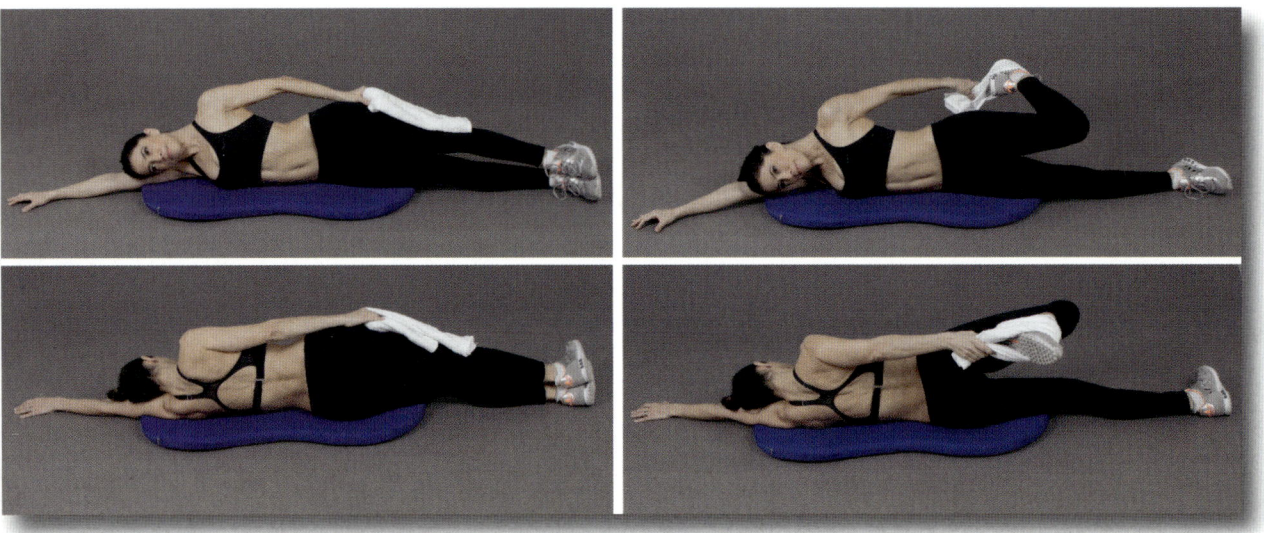

Serie de repetición

—Tenderse de costado sobre el piso. Las caderas deberán estar una encima de la otra.
—Apoyar la cabeza sobre una mano o una almohada.
—Flexionar la rodilla que esté más arriba. Llevar la pierna hacia atrás hasta agarrar el pie con toalla o banda elástica.
—Suavemente tirar hasta sentir el estiramiento del muslo.
—Mantener la posición de 10 a 15 segundos.
—Alternar la posición y repetir.
—Repetir el ejercicio de 3 a 5 veces con cada pierna.

Estiramiento y rotación de hombros

En el suelo
Elementos: Colchoneta, almohada, toalla

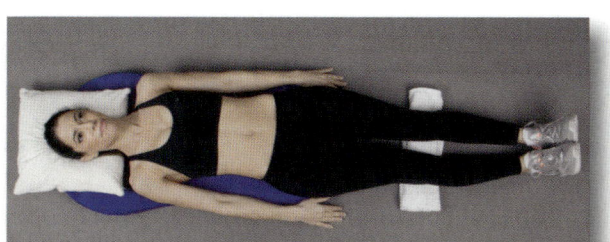

Foto 1

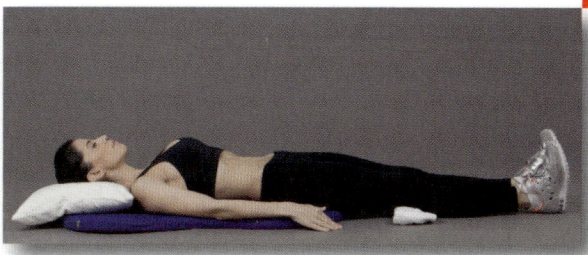

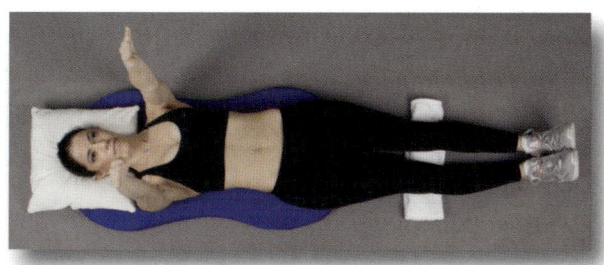

Foto 2

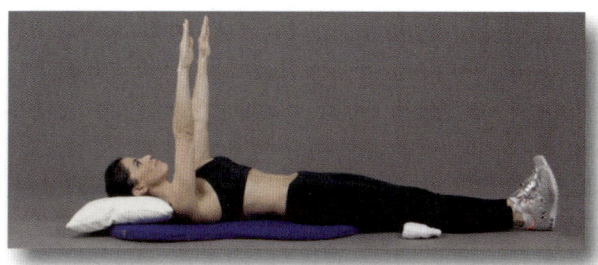

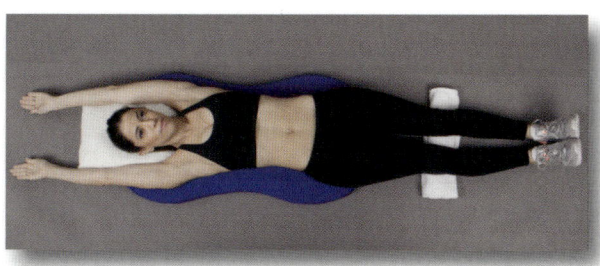

Foto 3

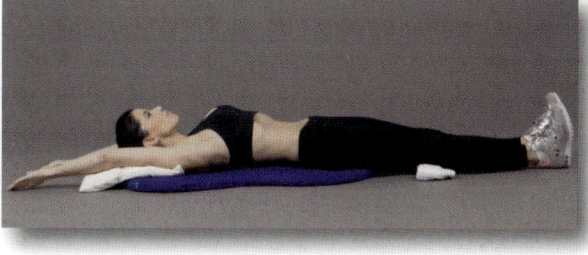

—Acostarse de espalda sobre el piso, con la cabeza sobre una almohada, las piernas derechas sobre el piso. Si siente una leve molestia en la espalda, colocar una toalla enrollada debajo de las rodillas.

—Estirar los brazos hacia los costados, manteniéndolos sobre el piso. La parte de arriba de los brazos debe quedar plana y sobre el piso.

—Despegar brazos y llevarlos hacia el techo. Desde arriba, llevar los brazos hacia atrás suavemente. Parar si siente algún tirón molesto.

Estiramiento y rotación de hombros

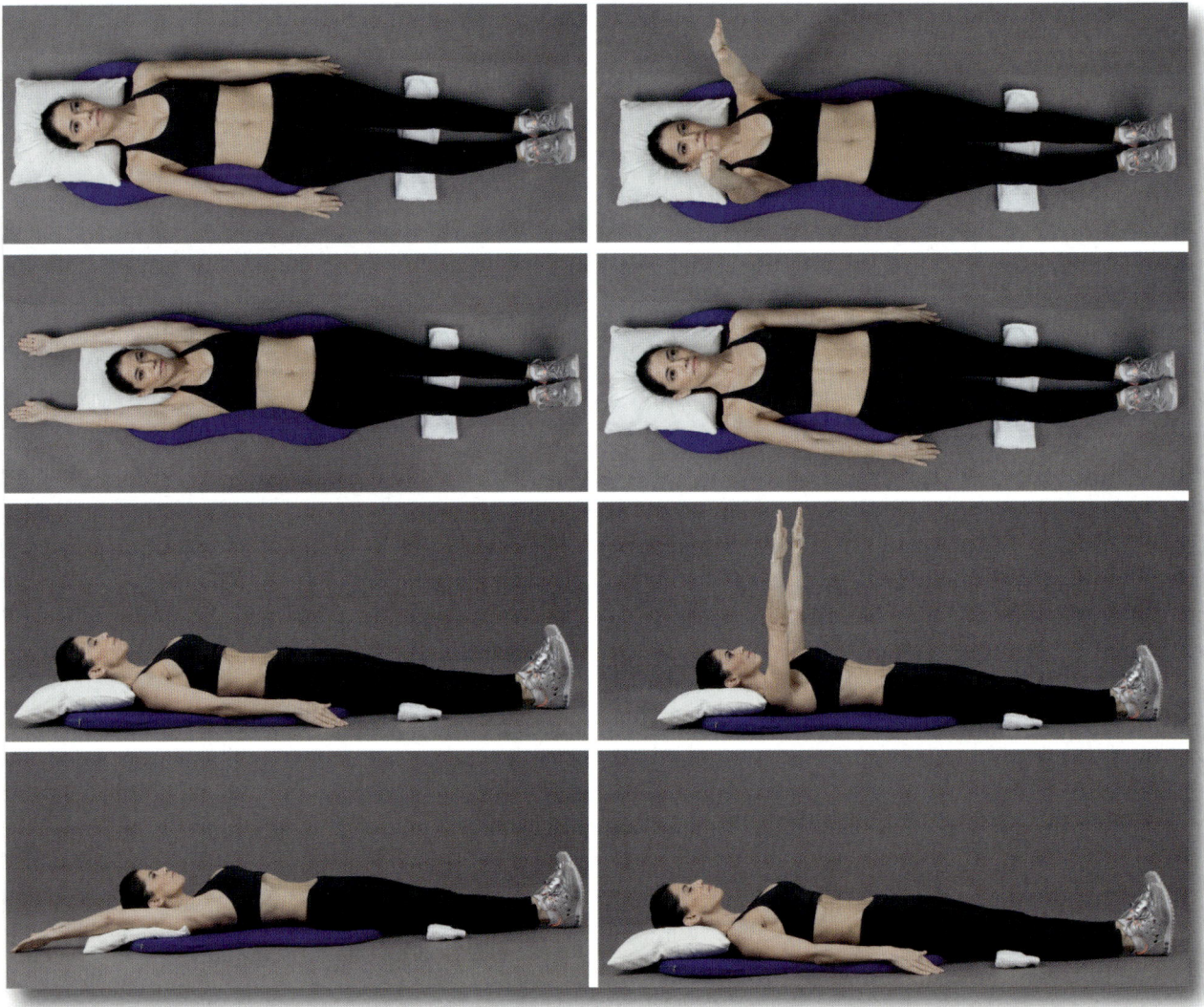

Serie de repetición

—Mantener la posición de 10 a 15 segundos.

—Lentamente subir los brazos hasta que estén apuntando al techo nuevamente. Luego, permitir que los brazos bajen a la posición inicial.

—Mantener la posición de 10 a 15 segundos.

—Mantener los hombros pegados sobre el piso durante este ejercicio.

Suma algunas de estas actividades un par de días a la semana para estar más activo en lo cotidiano

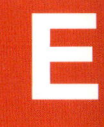

Actividades en un jardín

Levantando objetos

Flexiones en el suelo

Abdominales al lado de una cama o silla

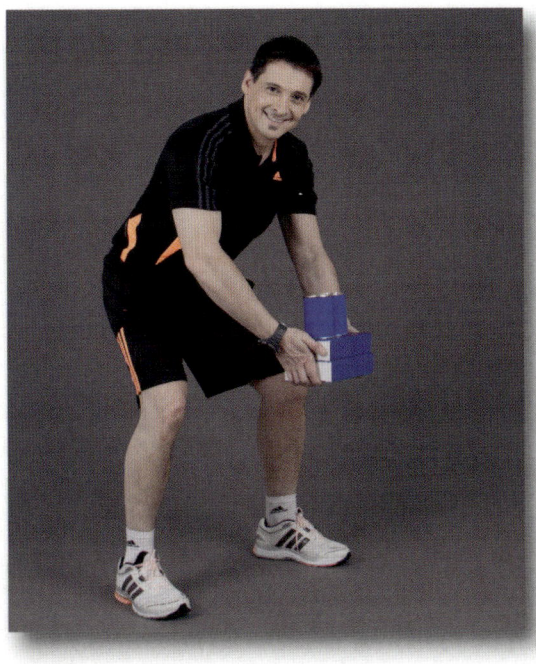

Foto 1

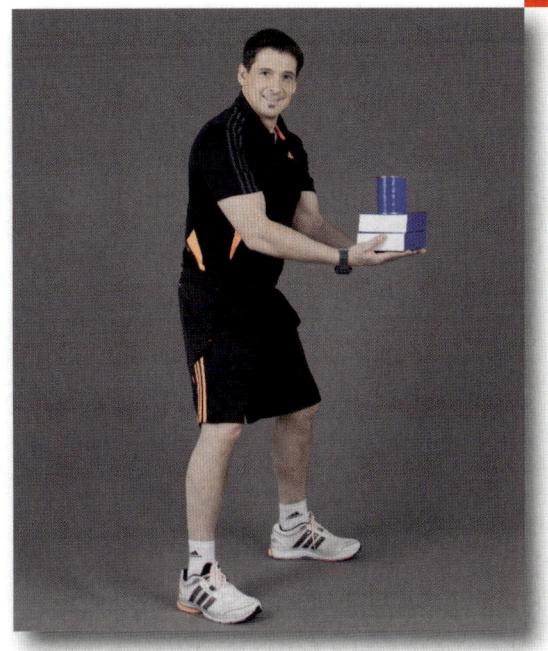

Foto 2

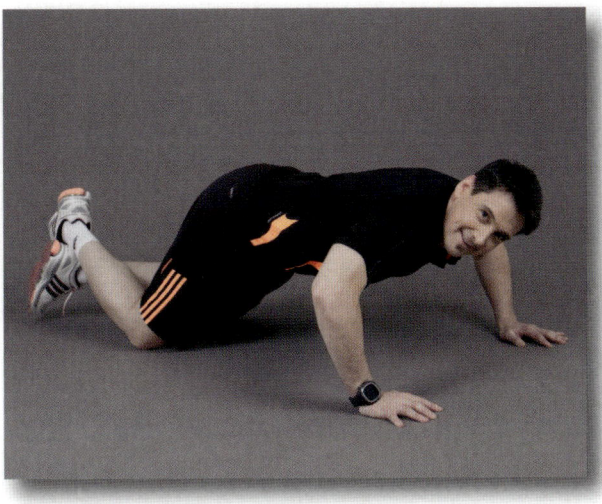

Foto 3

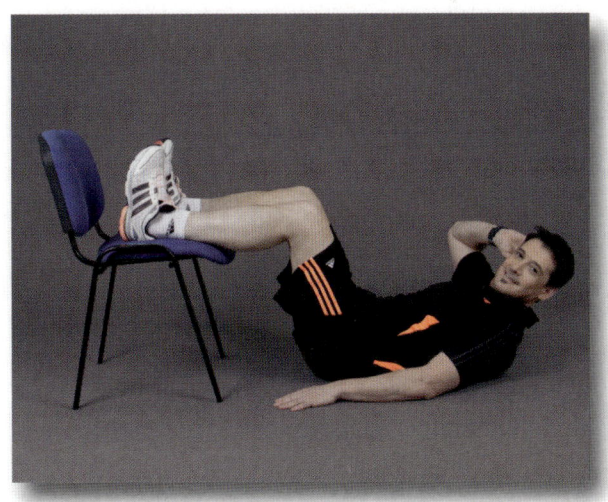

Foto 4

—Tareas de jardinería (cavar, remover tierra, podar, cortar el césped)
—Levanta objetos pesados de hasta 3kg aproximadamente
—Haz flexiones de brazos en el suelo o contra la pared
—Haz algunos abdominales en cuanto te levantes de la cama

¿Sabías que...?

Cuanto más dispuesto estés a admitir y expresar esa pasión ante vos mismo, más pleno será cada uno de tus instantes.

Mantenerla escondida y negada solo te producirá dolor y arrepentimiento.

Si quieres obtener mejores resultados

—Busca ya un amigo. Esto te mantendrá motivado y será más divertido.

—Elige actividades simples que te guste hacer.

—Anota cuánto tiempo dedicas a la actividad física, si todavía no tienes agenda, usa papel y lo pegas en el frigorífico. Eso te ayudará a no desviarte de tu objetivo. También puedes llenar los cuadros de las páginas xx para fijar metas respecto a la actividad física.

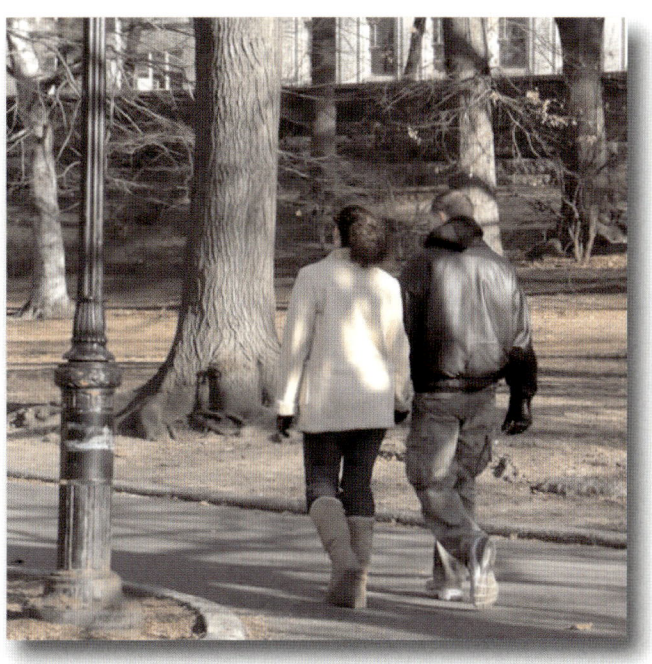

—En menos tiempo del que te imaginas vas a poder realizar sin ninguna duda **60 minutos** de actividades moderadas, unas cinco veces por semana.

—A medida que pasan los días agrega ejercicios de fuerza. **Consejo:** puedes usar artículos comunes de la alacena, como bolsas de arroz, latas de conservas o botellas de agua, no esperes a comprarte «la» pesa o mancuerna.

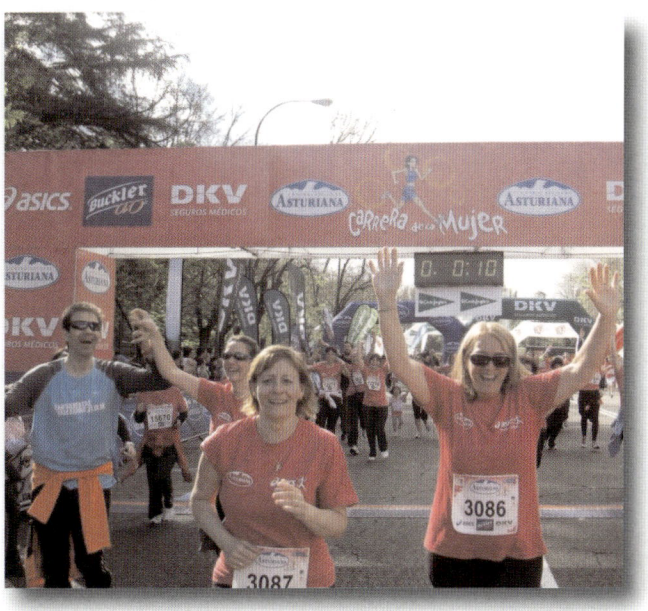

3

Paso 3. Cómo mantener el plan de actividad física a lo largo del tiempo y aumentarlo

DESTRUYAMOS ENTRE LOS DOS ALGUNOS MITOS DE LA ACTIVIDAD FÍSICA

«Para perder grasa lo mejor es transpirar abundantemente» o «La sauna es adecuada para adelgazar»

—Ambos son mitos son **falsos**, ya que lo que generamos con eso es una deshidratación corporal, lo cual no significa perder peso en grasas sino líquido, esto puede provocar una falla del sistema nervioso y de algunos órganos. En casos extremos puede llevar a la muerte.

«Para bajar la panza tengo que hacer abdominales»

—Son muchas las personas que se proponen reducir la adiposidad en la zona abdominal. Es absolutamente imposible conseguir una pérdida localizada de grasa, ya que el lugar desde el cual provienen los ácidos grasos como combustible durante el ejercicio depende de factores genéticos, morfológicos, hormonales, etc. Resultado final: **falso**

«Tengo hambre después de hacer actividad física» El ejercicio me provoca hambre y hace que ingiera más alimento.

—Se cree erróneamente que después de hacer ejercicio se produce un aumento de apetito y por eso muchas personas que hacen dieta no hacen ejercicio para luego no pasar tanta hambre, eso es mentira (es **falso**), el problema nace de dos vías diferentes:
1. Se espera adelgazar rápidamente y a corto plazo.
2. La duración del ejercicio normalmente es inadecuada. El ejercicio moderado tiende a disminuir el apetito durante varias horas después de realizarlo.

«Aunque me sienta cansado no debo bajar la intensidad de mi ejercicio ni parar»

—Toda actividad consta de tres partes: Entrada en calor, parte principal y vuelta a la calma. Cuando el cansancio se hace notar lo que debemos hacer es disminuir la intensidad gradualmente para recuperar y nivelar nuestras pulsaciones, luego elongar o estirar músculos. Nunca se debe terminar la actividad de forma repentina o brusca. Por lo tanto: **falso**.

«Una persona muy ocupada o con un trabajo físicamente activo no necesita hacer actividad física»

—Estar muy ocupado no significa estar físicamente activo. Llevar una vida físicamente activa implica realizar como mínimo, unos treinta minutos de ejercicio la mayoría de los días de la semana.

—Además, sería ideal que durante nuestra actividad podamos trabajar las capacidades físicas básicas (resistencia, fuerza, flexibilidad y velocidad) con el fin de mejorarlas o al menos mantenerlas. Así que a sumar minutos de ejercicios porque es **falso**

«Hacer mucho ejercicio durante el fin de semana es suficiente»

—Realizar actividad durante el fin de semana puede ser un buen plan para aquellas personas que durante la semana están muy ocupadas, pero la idea de que se puede exigir al cuerpo durante horas para compensar la inactividad de toda la semana es errónea además de ineficaz y riesgosa. El «partidito de fútbol o pádel con amigos» improvisado o el esfuerzo desmedido no entrenará los músculos, corazón o pulmones de forma eficaz, y lo más probable es que quede dolorido durante varios días. Por lo tanto, **falso**. Para ponerse en forma la clave es la constancia.

«Si duele mucho el músculo trabajado quiere decir que el ejercicio estuvo bien realizado». Falso

—Generalmente luego de largos períodos de inactividad o de un ejercicio intenso aparecen dolores musculares. En las personas sedentarias esto es contraproducente ya que el dolor puede mantenerlos inactivos por más tiempo o definitivamente alejarlos de la actividad física. El dolor puede deberse a microrupturas de fibras musculares.

Existen tres fuentes diferentes distorsionadoras de los efectos y beneficios del ejercicio:

1- La idea de que es una especie de panacea.
2- La gran imprecisión sobre cómo realizarlo, en cuanto al tipo de ejercicio, volumen, frecuencia e intensidad.
3- El desconocimiento básico de por qué y en qué circunstancias se generan los efectos deseados.

> **A partir de este momento, basta de obstáculos. ¡Arrancamos!**

La entrada en calor

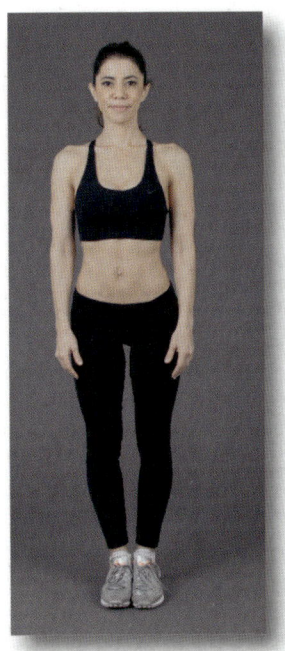 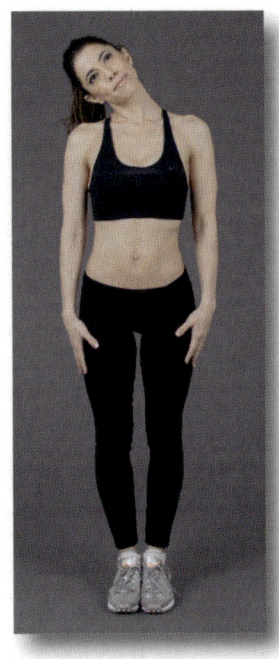 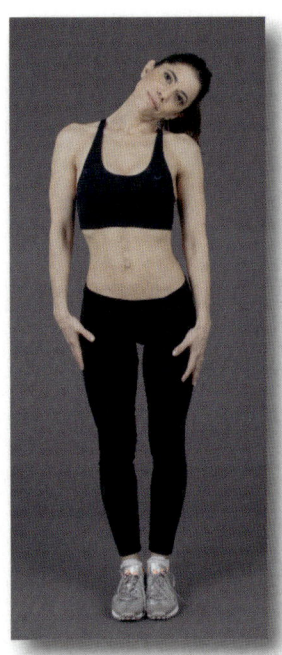

—Los ejercicios de entrada en calor y/o calentamiento son importantes a la hora de arrancar y los puedes usar también antes de cualquier actividad física o deporte que quieras realizar. Es importante que los realices para evitar algún tipo de lesión y para preparar al cuerpo de los movimientos que vendrán.

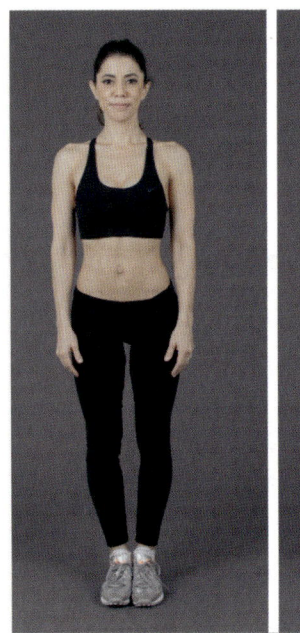 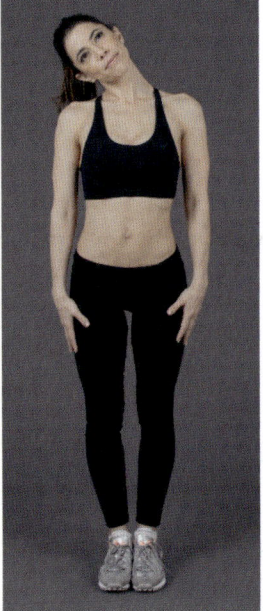 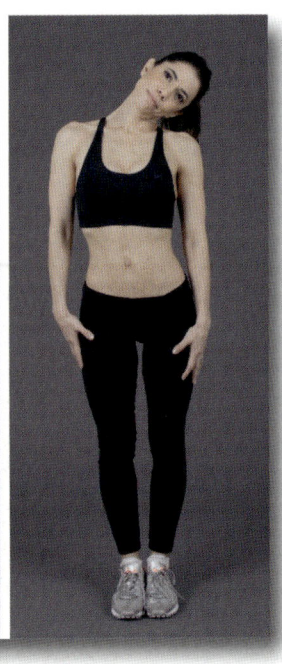

Foto 1
Rotación de cuello - tronco
Rotación de hombros

La entrada en calor

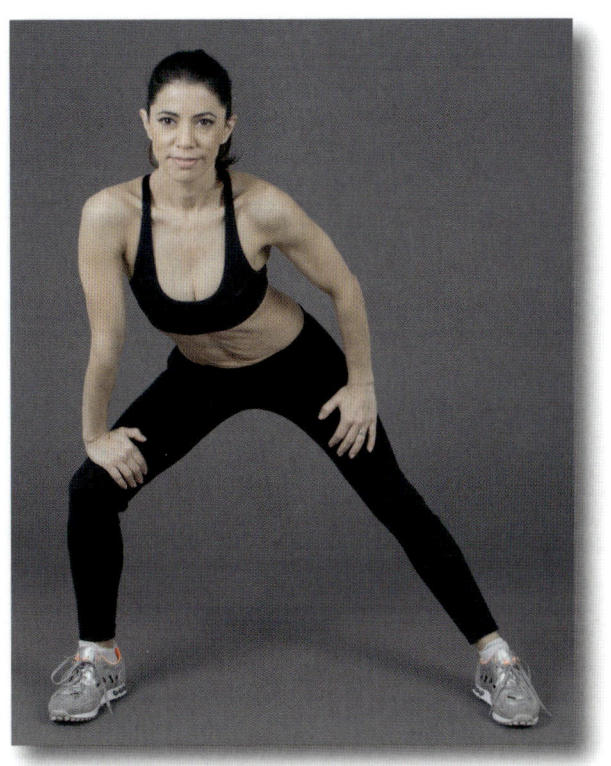
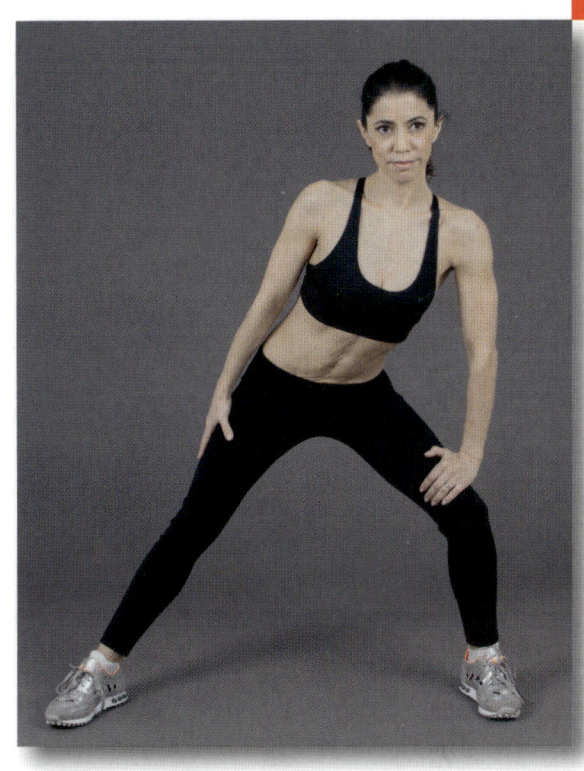

—Piernas separadas, balanceo del cuerpo de un lado a otro.
—Repetir de 10 a 20 veces.
—Se puede acompañar con música y hacerlo rítmicamente.

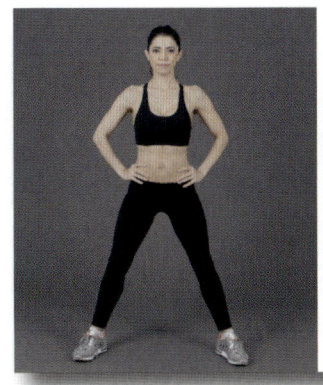
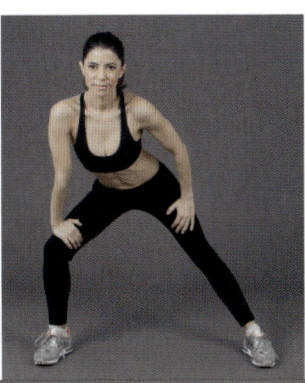
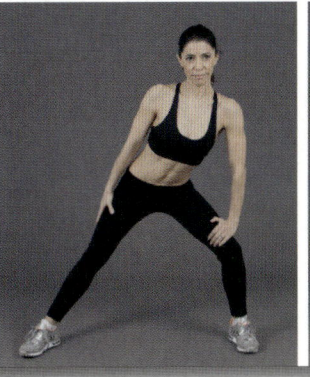
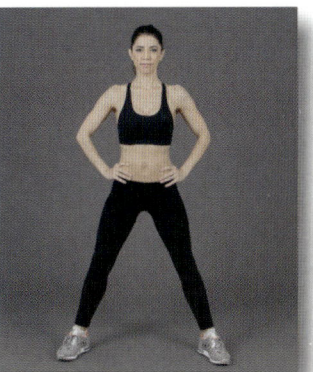

La entrada en calor

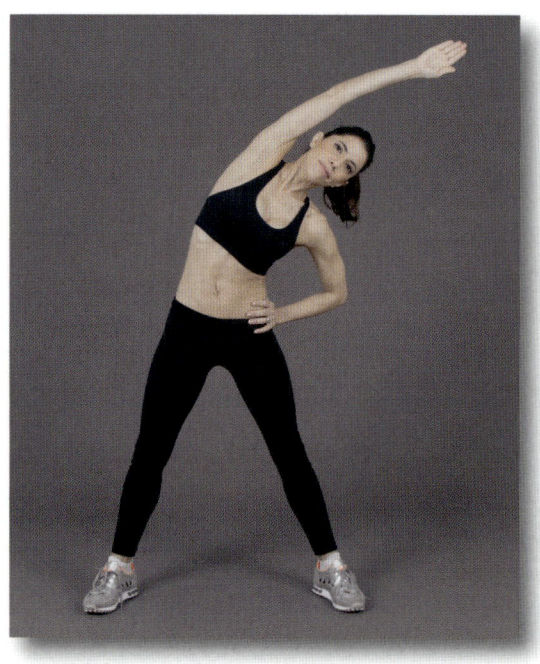
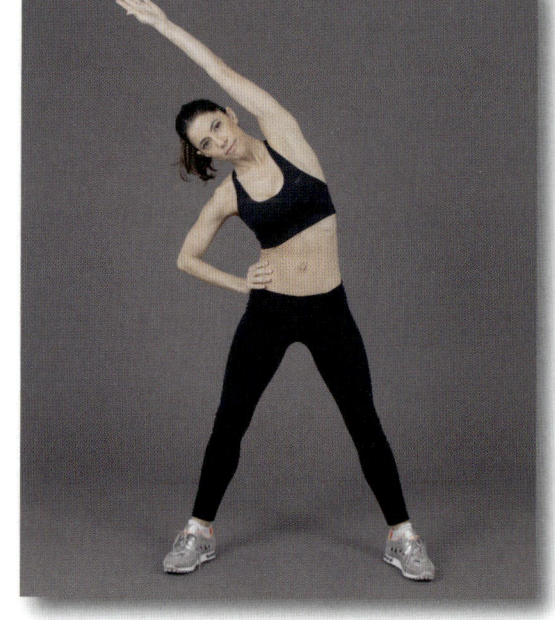

—Piernas separadas.
—Estirar brazos de manera alternada.

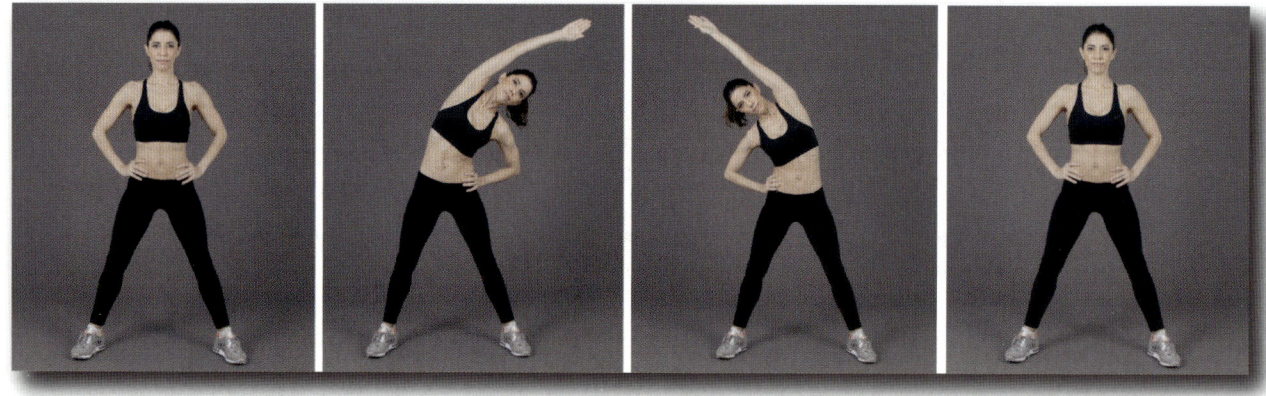

—Estirar brazos hacia arriba de manera alternada.
—Hacerlo entre 20 y 40 veces para aumentar la movilidad y elevar la temperatura corporal.

Movimientos básicos para entrar en calor y elevar la frecuencia cardiaca

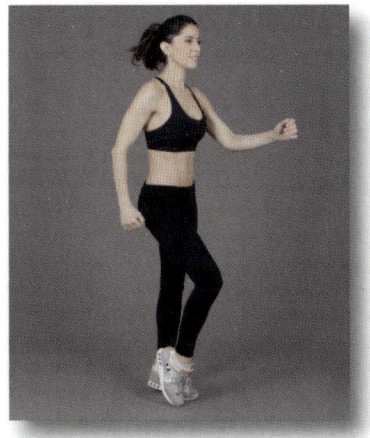 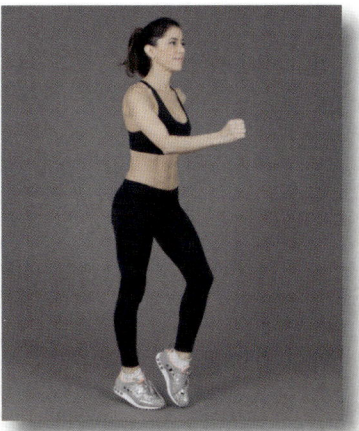 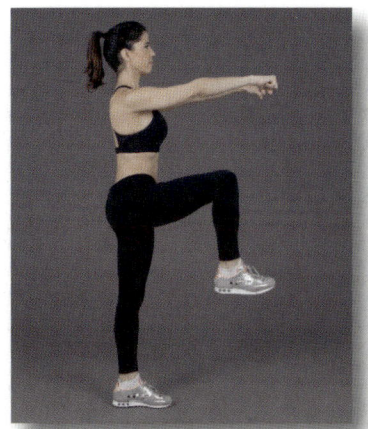

Marchar en el lugar (sobre el terreno) — Elevar rodillas

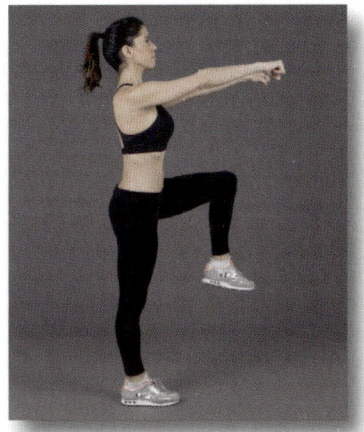 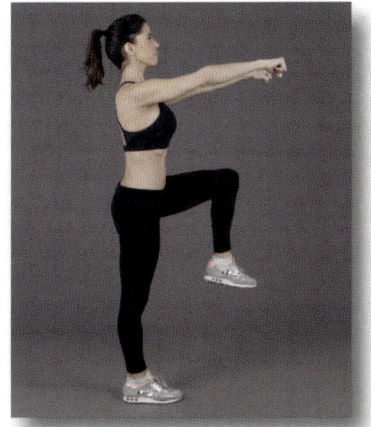 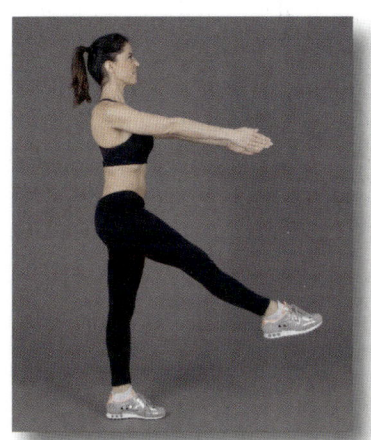

Alternar elevación de rodillas — Patadas al frente

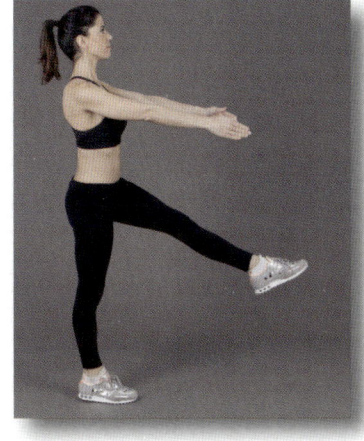 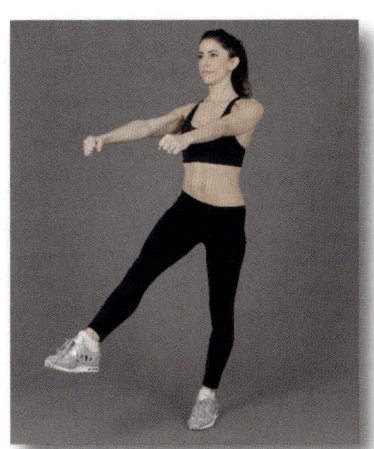 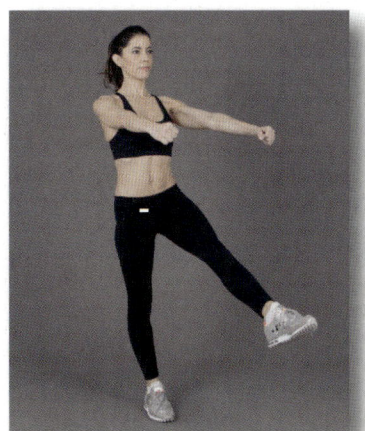

Alternar patadas al frente — Combinar con patadas en diagonal

Se puede hacer solo movimientos de piernas o sumar el acompañamiento de los brazos.

La entrada en calor

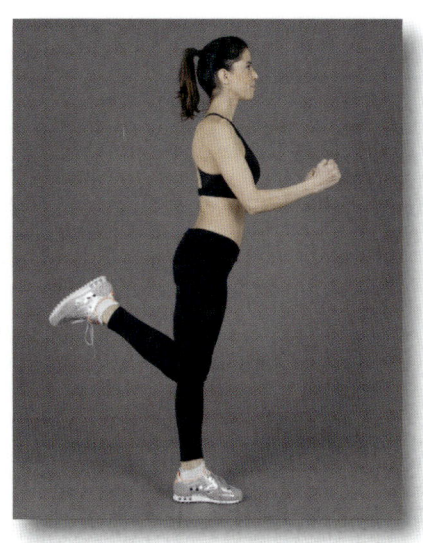 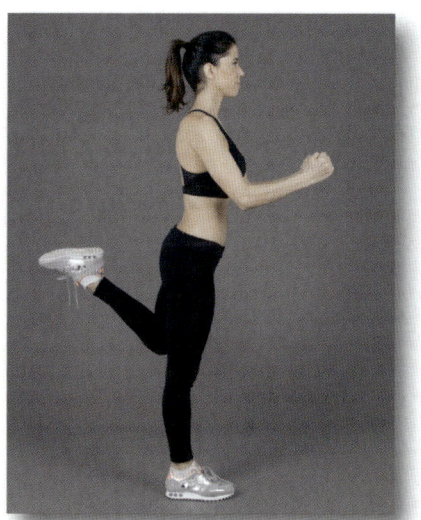

—Trotar o saltar alternando piernas. Los brazos acompañan y mantienen el equilibrio.

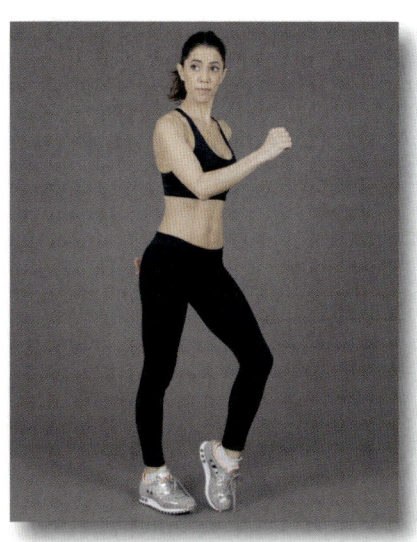 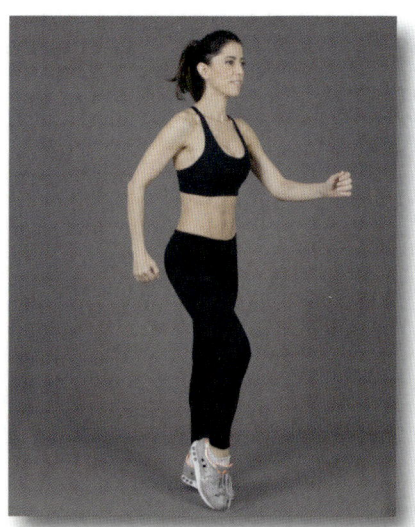

—Se puede utilizar una soga o simular saltar a la comba.

Ejercicios para trabajar el tren superior de tu cuerpo

Elementos: pesas de mano o botellines de agua mineral o libros

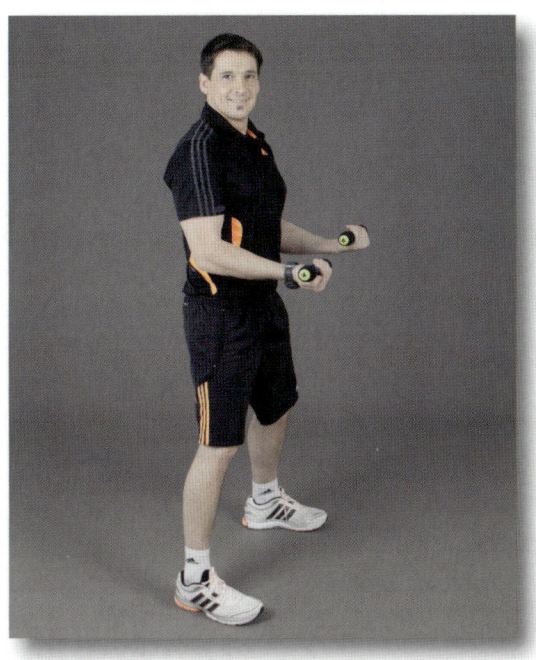

Foto 1 Bíceps con sobrecarga

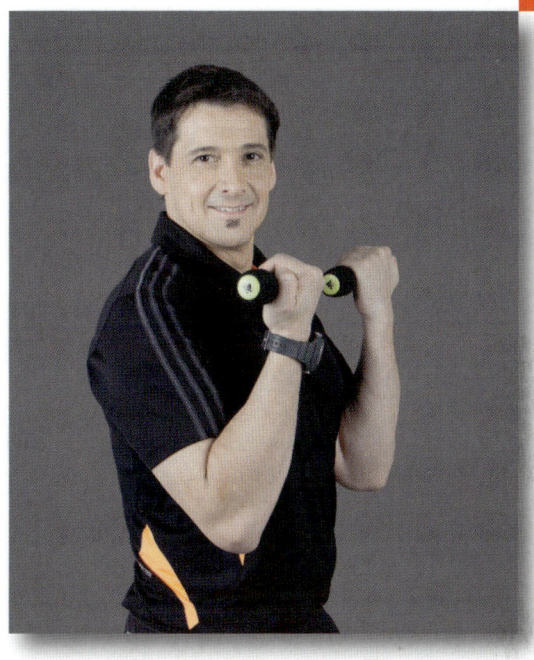

Foto2 Bíceps con sobrecarga

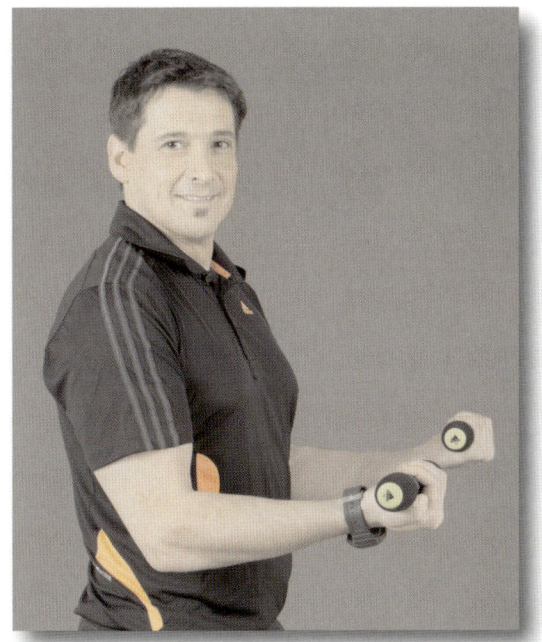

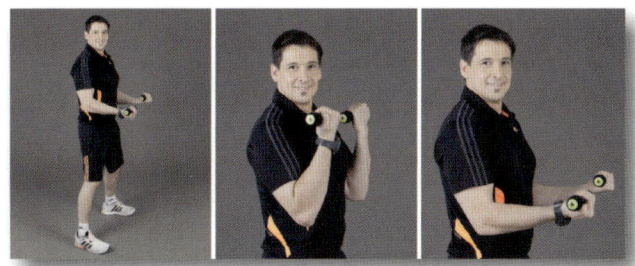

—Ver detalle de secuencia en pág. 47 «Flexión de bíceps».

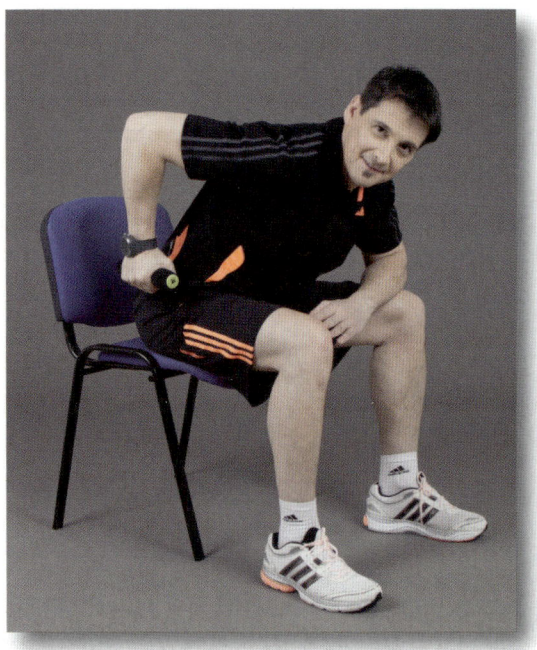
Foto 3 Tríceps en silla

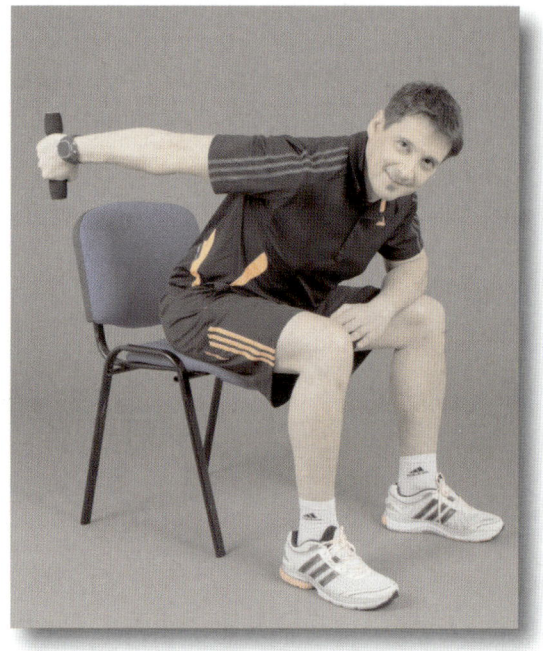
Foto 4 Tríceps en silla

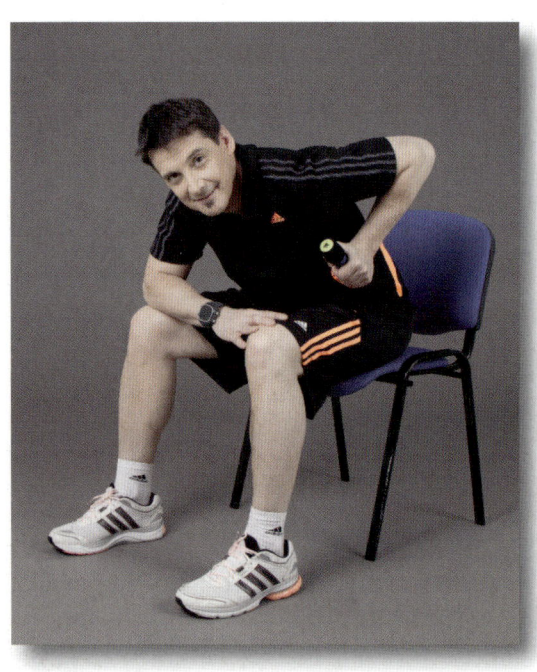

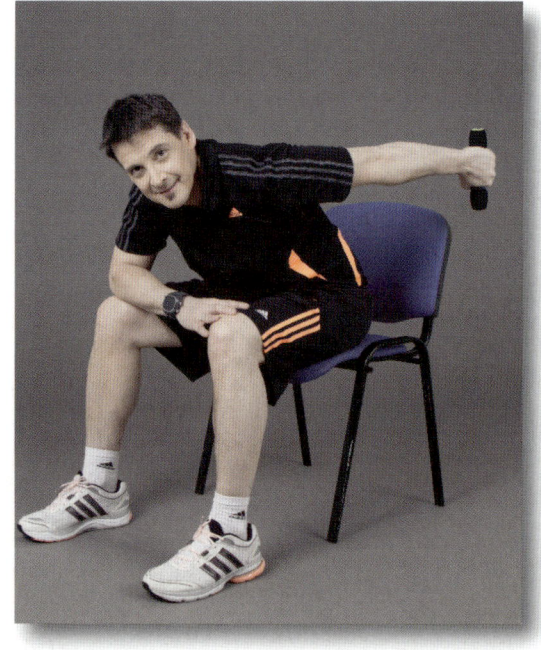

—Desde la posición de sentado, llevar un codo a la altura del hombro, elevar peso hasta extender totalmente el brazo; mantener 1 segundo y volver a la posición inicial.
—Repetir con el otro brazo.
—Realizar de 8 a 10 repeticiones con cada brazo unas 3 veces.

| ODIO EL GYM | EJERCICIOS PARA TRABAJAR EL TREN SUPERIOR 75 |

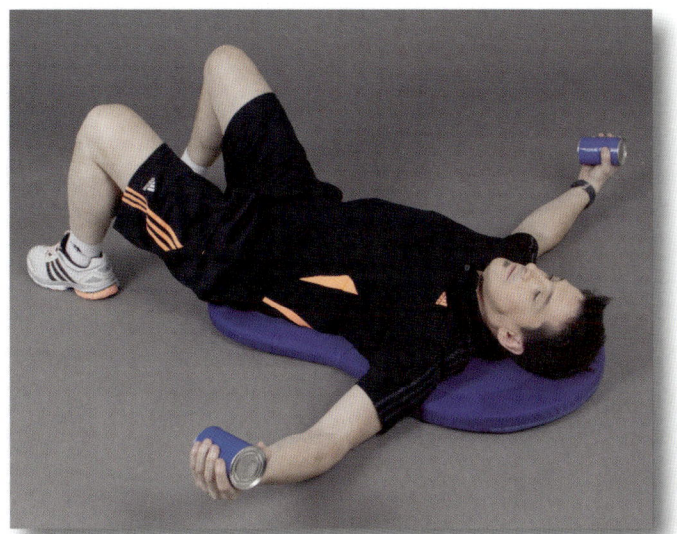

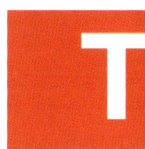

Elementos: colchoneta, latas de conserva.

Foto 1 Pecho en colchoneta con mancuerna (apertura)

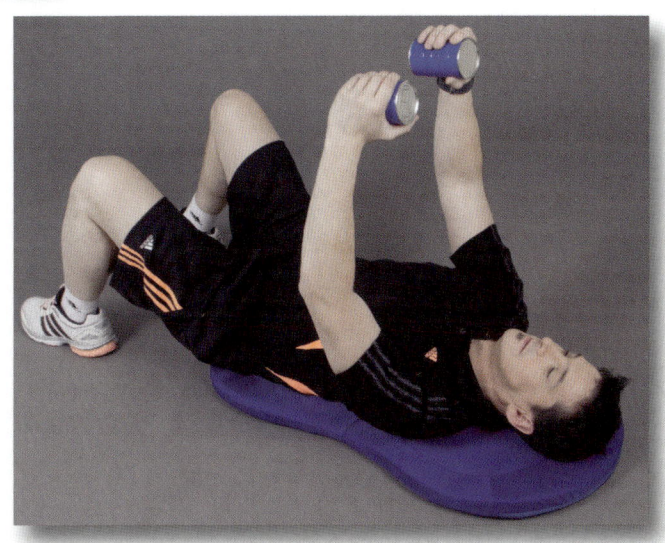

Foto 2 Pecho en colchoneta con mancuerna (apertura)

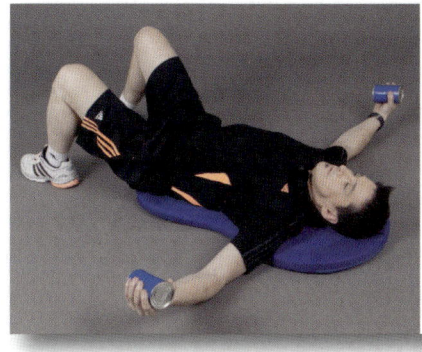
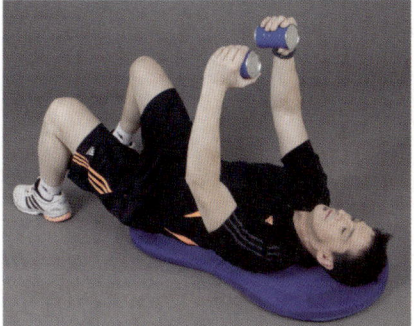
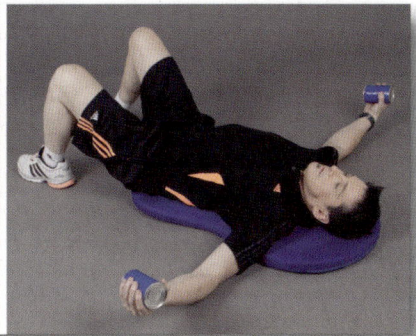

—Acostado en una colchoneta, rodillas flexionadas con los talones cerca de los glúteos.
—Extender los brazos a los costados con las palmas hacia arriba.
—Subir con los brazos estirados hasta que las latas queden a la altura del pecho.
—Bajar y volver a la posición inicial.
—Repetir de 10 a 15 veces en tres sesiones cada vez.

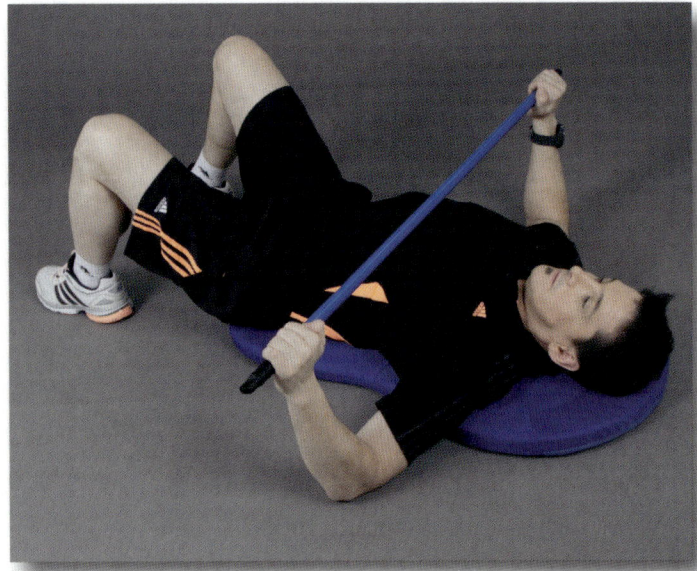

Foto 3
Pecho en colchoneta con bastón o barra
(*chest press*)

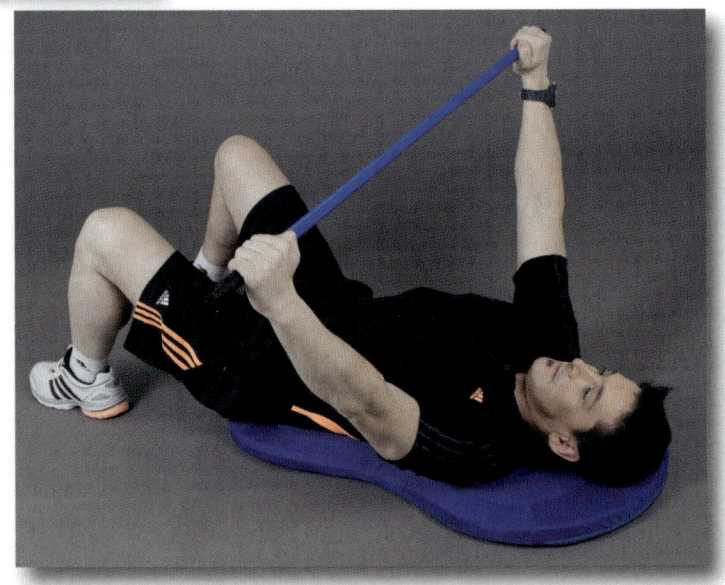

Foto 4
Pecho en colchoneta con bastón o barra
(*chest press*)

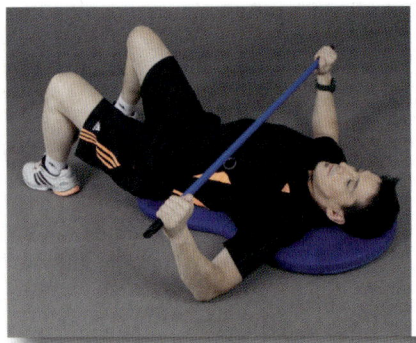 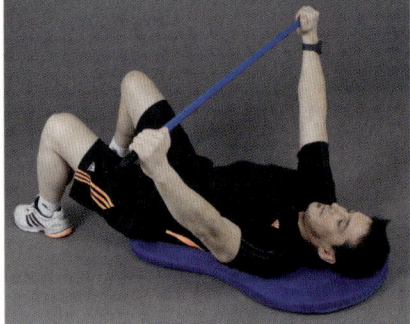 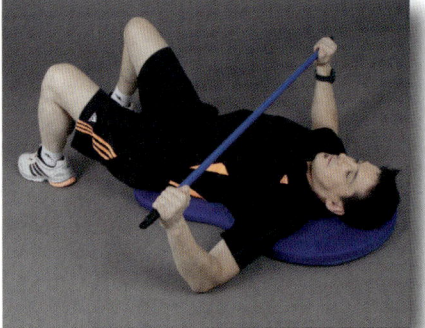

—Desde la misma posición del ejercicio anterior.
—Tomar el bastón o barra de los extremos, subir hasta estirar los brazos y bajar.
—Subir y bajar de 10 a 15 veces.
—Repetir cada serie de 2 a 3 veces.

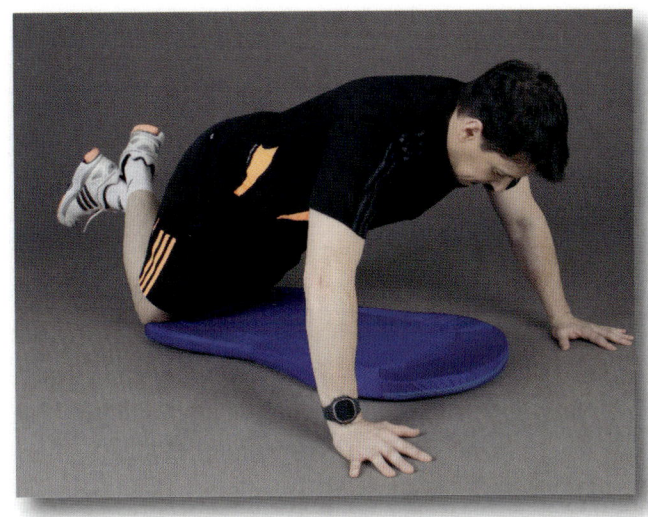

Foto 5
Push up en colchoneta

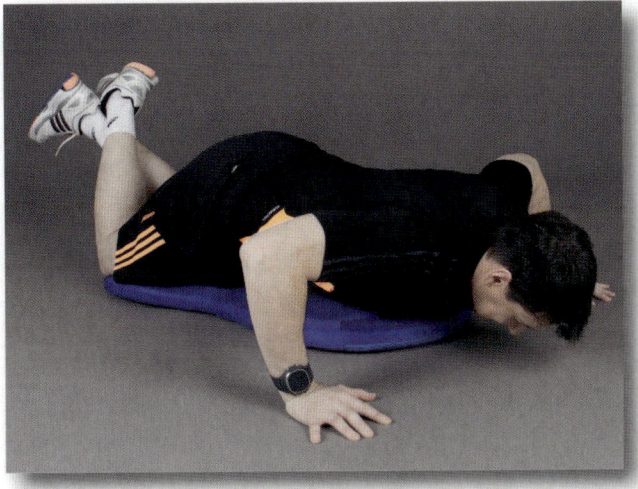

Foto 6
Push up en colchoneta

—Con rodillas apoyadas en una colchoneta.
—Apoyar ambas manos en el piso. Bajar flexionando los codos casi hasta apoyar el pecho en la colchoneta.
—Subir hasta estirar los brazos completamente.
—Hacer de 6 a 12 repeticiones.
—Repetirlo en 2 ó 3 sesiones descansando 1 minuto entre cada una de ellas.

Para avanzados

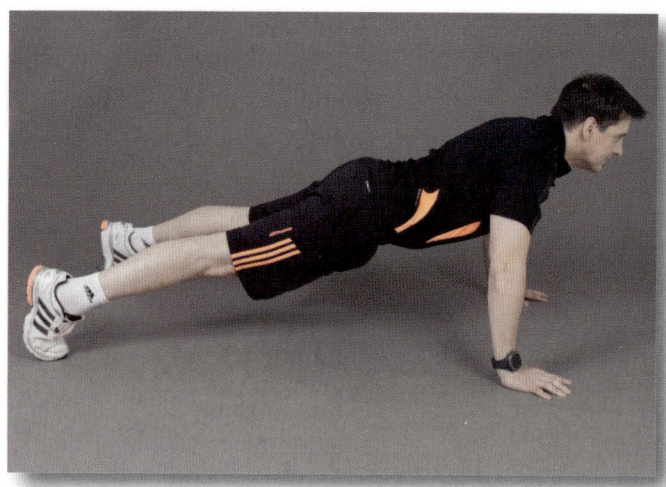

Foto1

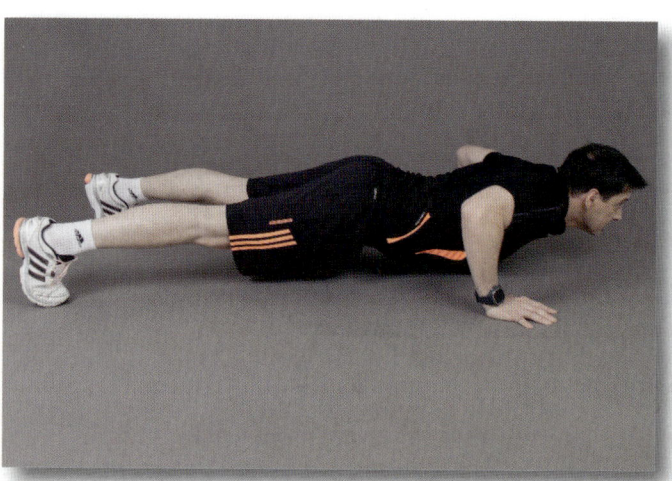

Foto 2

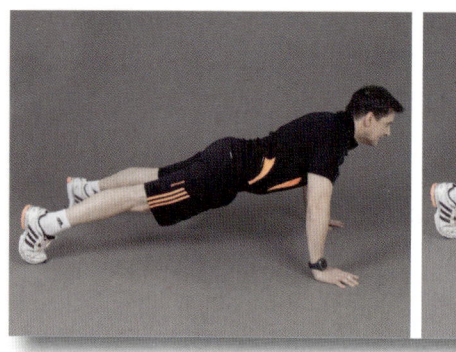 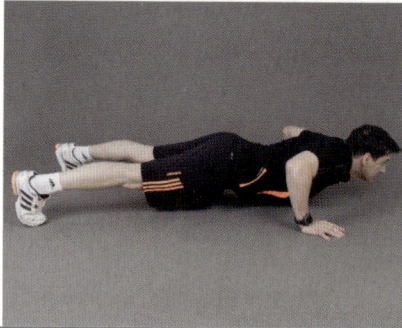 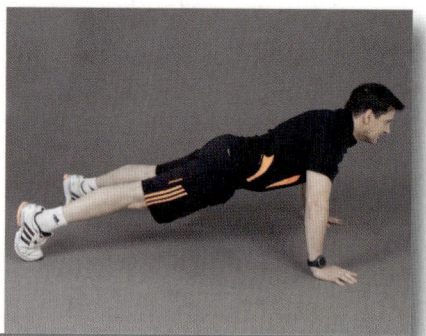

—Igual que el ejercicio anterior pero reemplazando el apoyo de rodillas por el apoyo en las puntas del pie.
—Subir y bajar como en el ejercicio anterior.

Ejercicios para trabajar el tren superior

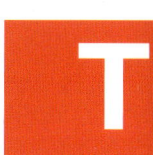

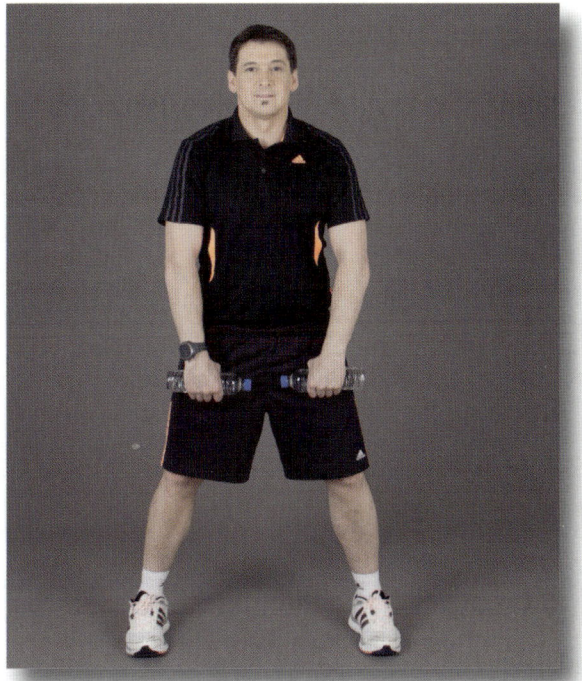

Elementos: colchoneta, latas de conserva.

Foto 1
Hombros, vuelos frontales con sobrecarga

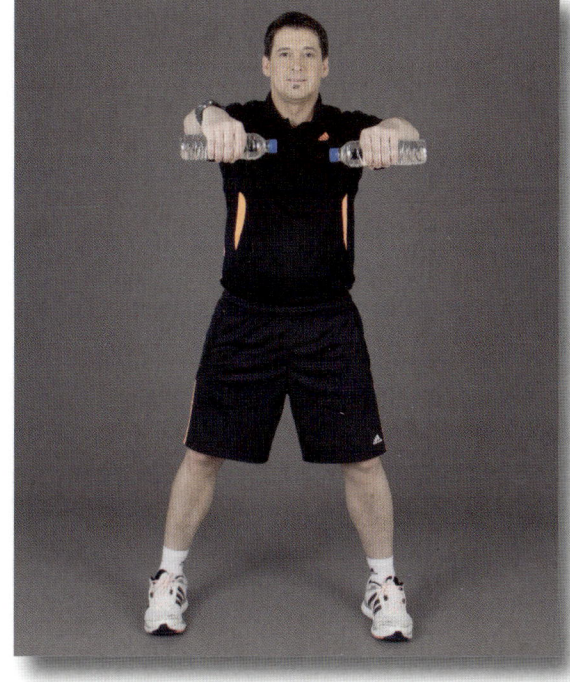

Foto 2

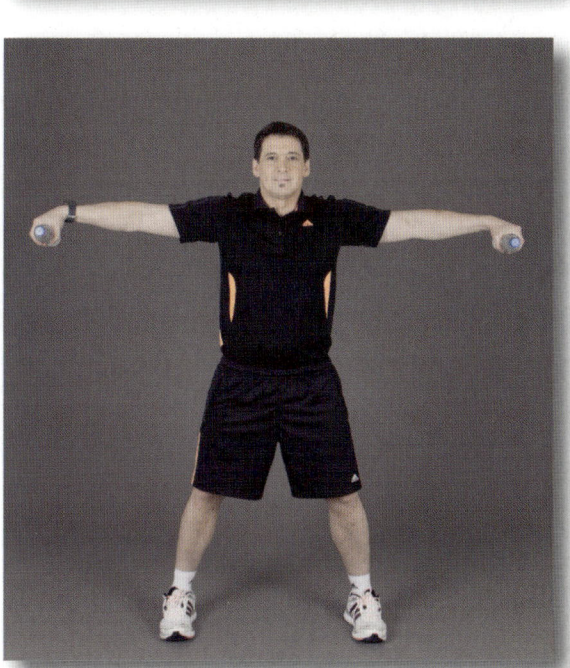

Foto 3
Hombros, vuelos laterales con sobrecarga

—Desde posición de pie. Toma de elementos con las palmas hacia abajo.
—Subir con brazos estirados al frente hasta la línea de los hombros.
—Bajar a posición inicial.
—Repetir de 8 a 12 veces.

—Subir con brazos estirados hacia los laterales no más allá de la altura de los hombros.
—Se puede alternar con los vuelos frontales.
—Repetir de 8 a 12 veces.
—Se pueden hacer hasta 3 series con un descanso de 1 minuto entre serie y serie.

Elementos: barra o bastón.

Foto 1

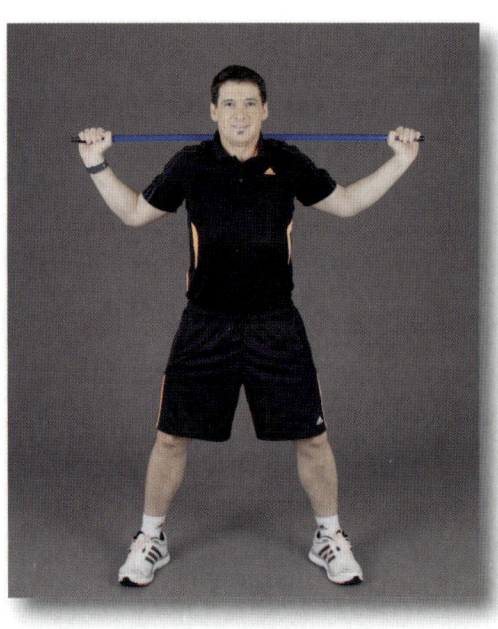

Hombros *press* militar con sobrecarga

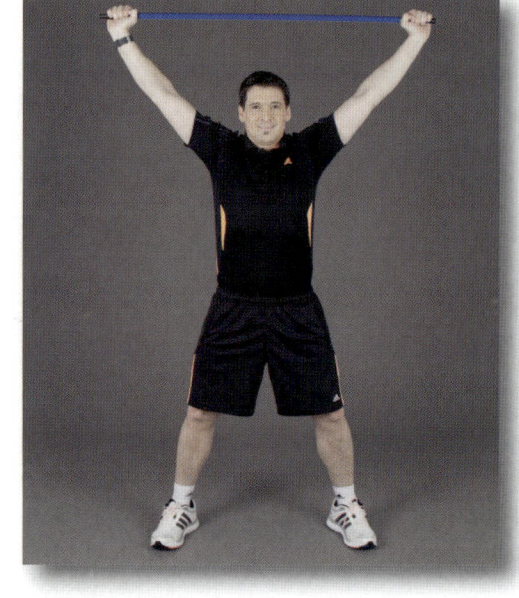

Foto 2

—Tomando la barra desde los extremos, arrancar desde barra en la nuca y subir hasta estirar los brazos.
—Volver a posición inicial.
—Repetir de 10 a 15 veces. Hacer 3 series.

Foto 1

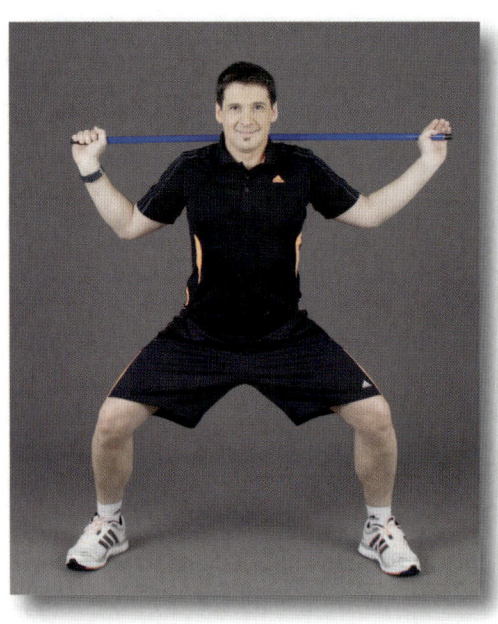

Hombros *press* militar con sobrecarga y combinación con piernas

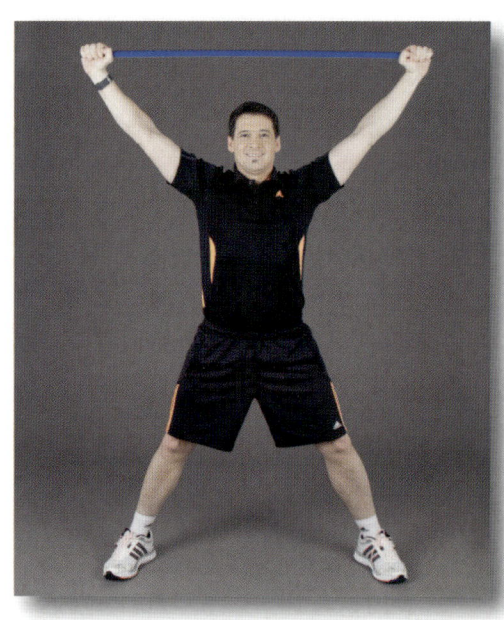

Foto 2

—Igual al ejercicio anterior pero combinando desde piernas flexionadas, estirando brazos y piernas a la vez.

Ejercicios para trabajar el tren superior

Elementos: silla, latas de conserva.

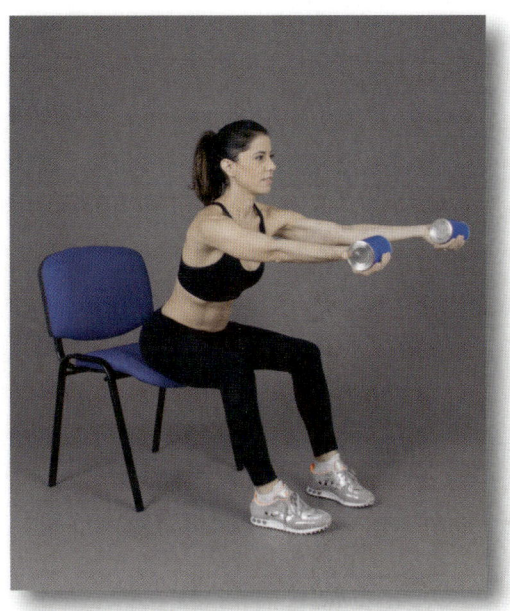

Foto 1
Espalda, remo en silla con sobrecarga

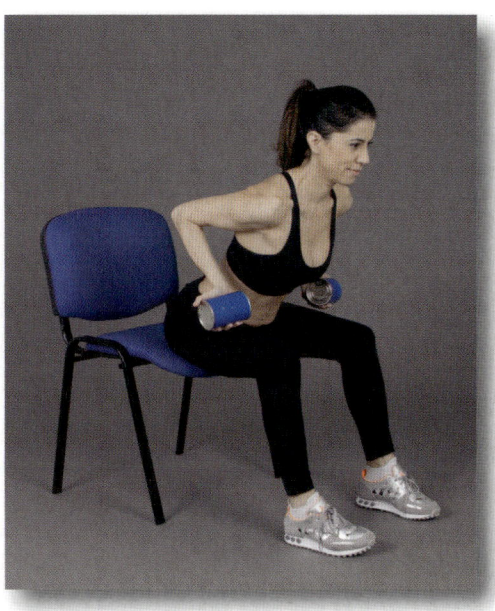

Foto 2
Espalda, remo en silla con sobrecarga

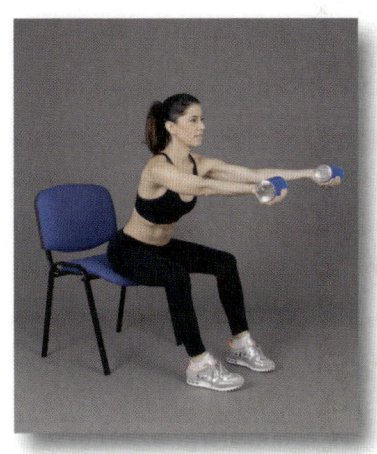 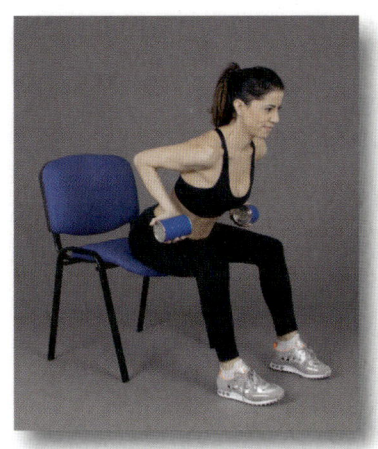 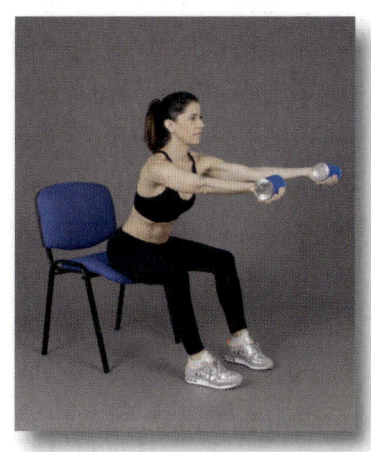

—Desde la posición de sentado, tomar las latas con palmas hacia arriba.
—Estirar los brazos hacia adelante; en esa posición las latas no deben exceder la altura de los hombros.
—Bajar flexionando los brazos. Los codos deben pasar flexionados por los costados a la altura de la cintura.
—Repetir este movimiento de 8 a 12 veces. Hacer de 2 a 3 series descansando 1 minuto entre cada una de ellas.

Elementos: silla, lbarra o bastón.

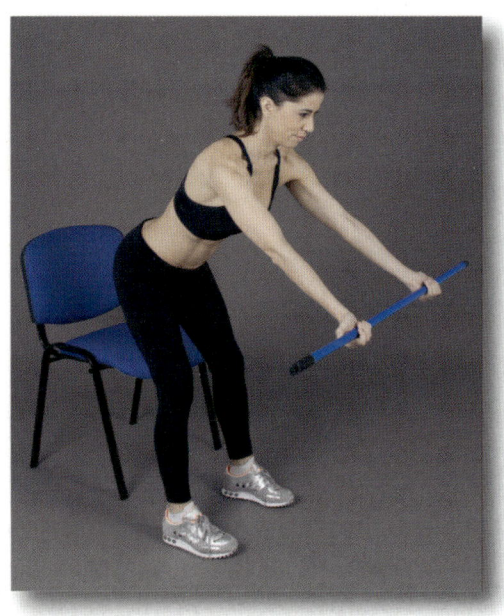

Foto 1 Espalda remo de pie con sobrecarga

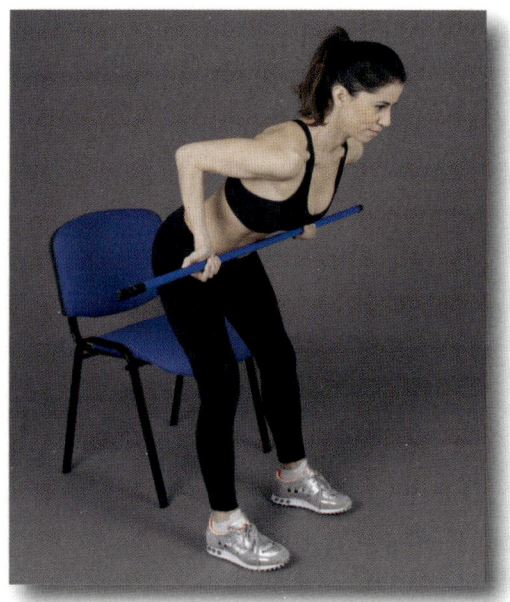

Foto 2 Espalda remo de pie con sobrecarga

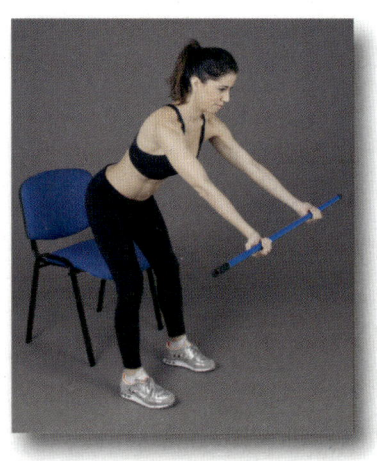

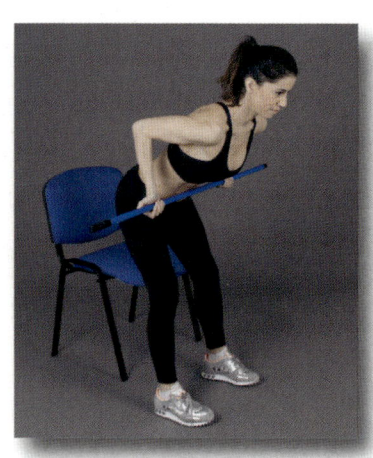

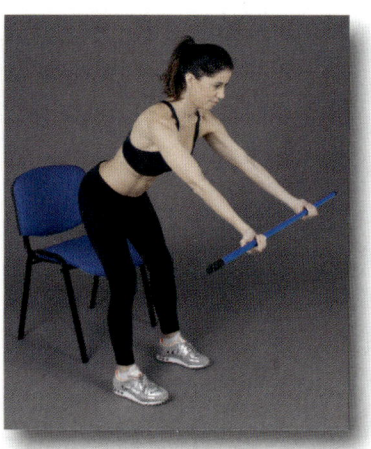

—Igual al ejercicio anterior pero desde posición de pie.
—La silla se puede mantener por razones de seguridad; en caso de inestabilidad se debe hacer sentado.

Espinales

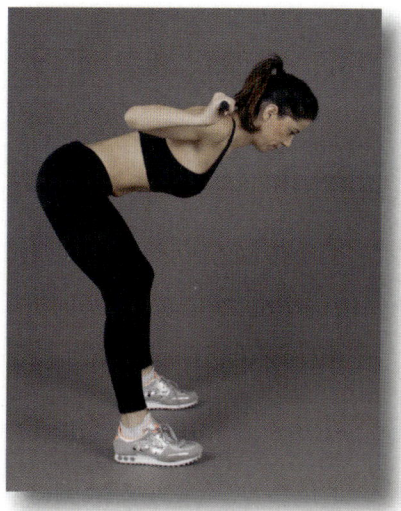
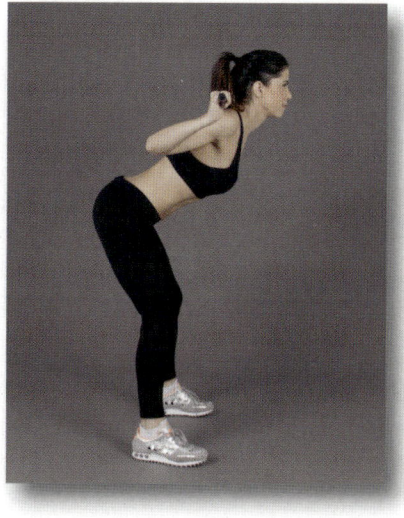
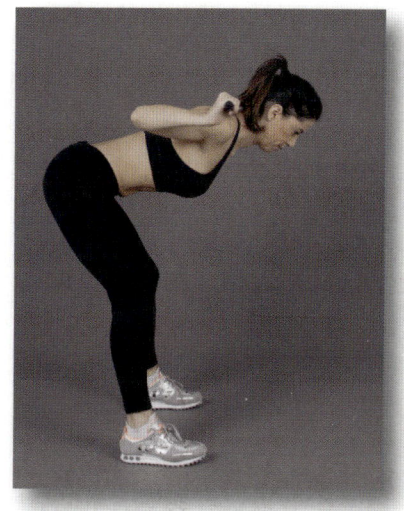
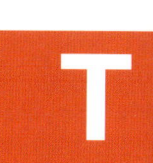
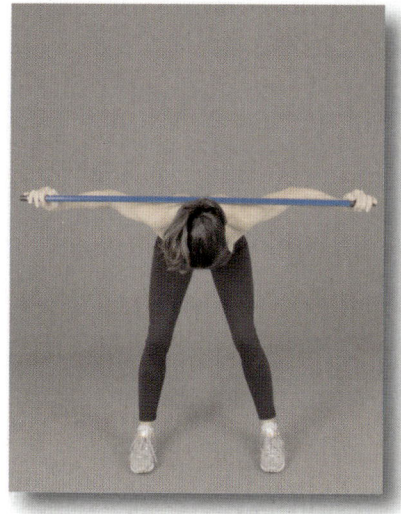
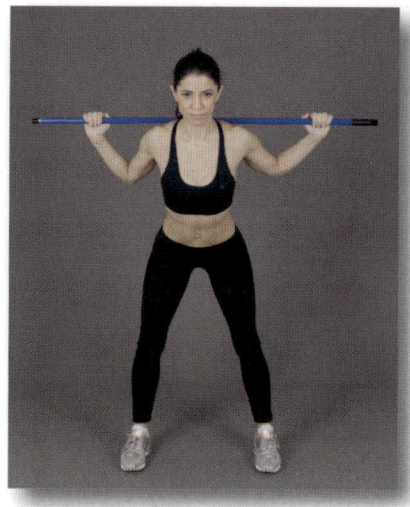
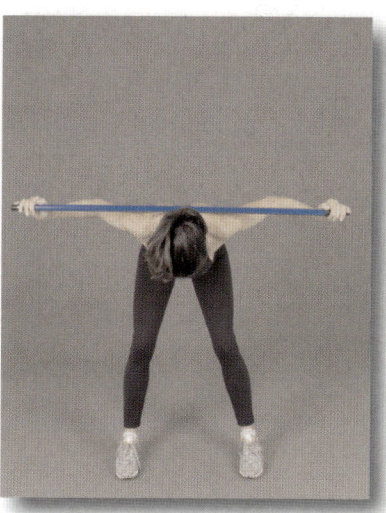

—Desde la posición de flexión de cadera con rodillas semiflexionadas, llevar la barra (liviana) a la nuca.
—Bajar con espalda estirada y volver a subir.
—Repetir de 6 a 10 veces.
—Hacer de 2 a 3 veces descansando 1 minuto entre una y otra.

Espinales

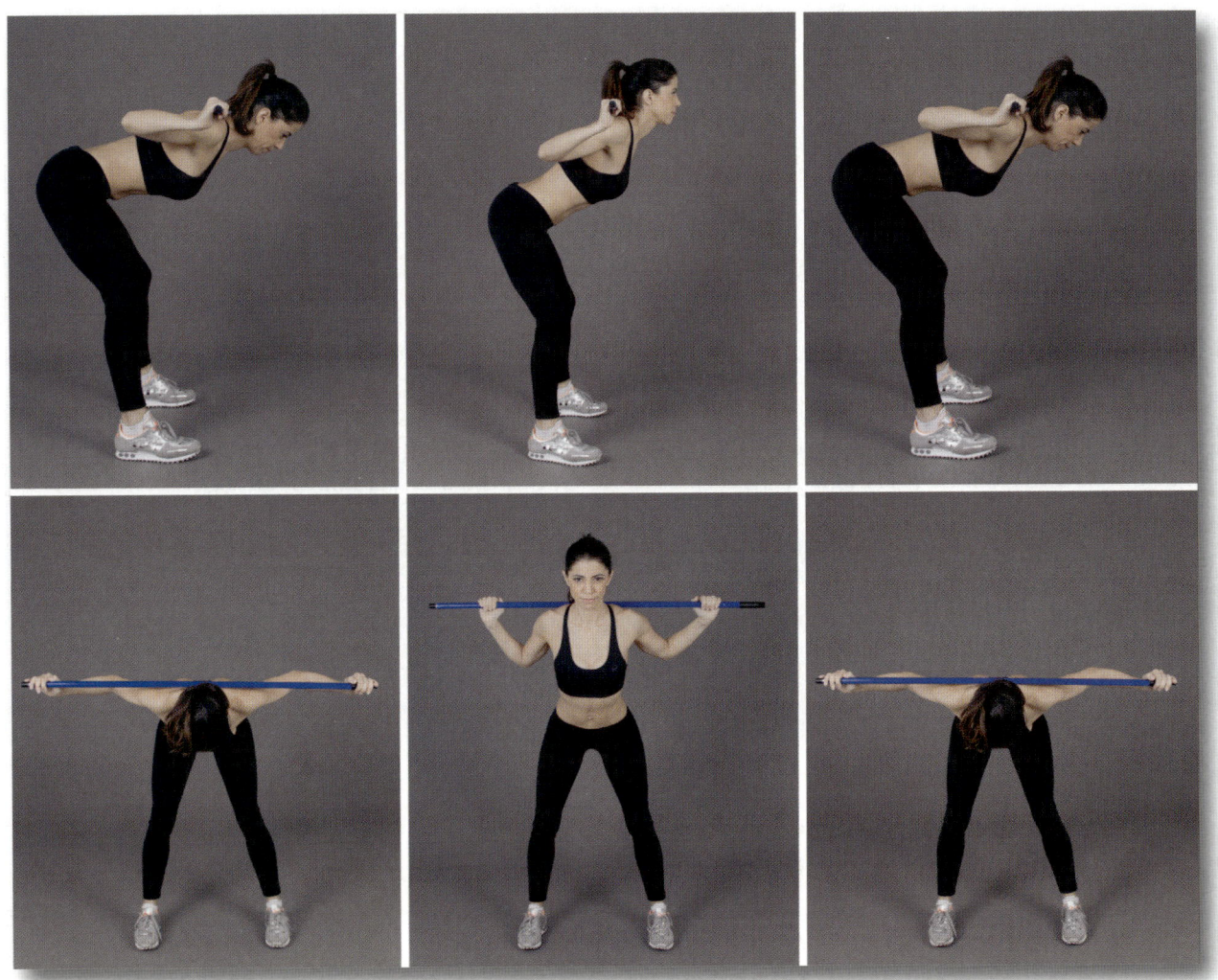

—Secuencia perfi-frente para una ejecución correcta.

TOP 5 DE LOS HÁBITOS SALUDABLES DE UN CUERPO SANO

No fumar

Si no fumas, no lo pruebes. El consumo del tabaco es la causa de muerte más común que puede prevenirse. Dejar de fumar es importante para tu salud y brinda muchos beneficios. Poco después de fumar, la circulación comienza a mejorar, y la presión arterial empieza a retroceder a su estado normal. El sentido del olfato y del gusto vuelven, y empieza a respirar con mayor facilidad. A largo plazo, renunciar al tabaco puede ayudar a vivir más tiempo. El riesgo de padecer cáncer disminuye cada año que transcurra sin fumar. Dejarlo no es fácil. Es posible que tenga efectos a corto plazo, como subir de peso, irritabilidad y ansiedad. Algunas personas deben hacer varios intentos antes de lograrlo (NIH: Instituto Nacional del Cáncer).

Moderar el consumo de alcohol

Si consumes alcohol que sea con moderación. Para muchas personas, beber moderadamente probablemente sea sano. Quizá hasta puede tener beneficios para la salud, entre los que se incluye disminuir el riesgo de padecer algunos problemas cardiacos. Beber moderadamente sería para las mujeres una medida por día y para los hombres dos medidas diarias. Algunas personas no deberían beber en absoluto, entre ellos, los alcohólicos, los niños, las embarazadas, las personas que reciben determinada medicación y las que tienen ciertos cuadros clínicos.

Mejorar tu alimentación

Consume más frutas, verduras, granos integrales, productos lácteos sin grasa o bajos en grasa, pescados y mariscos. Come menos alimentos que contengan sodio (sal), grasas saturadas, grasas trans, colesterol y azúcar adicional.

Disminuye las horas de trabajo ante la pantalla

Normalmente, mientras más tiempo pasamos viendo tele, más tiempo pasamos comiendo sin darnos cuenta y menos tiempo estamos haciendo actividad física o deportiva. A la vez, comer más y hacer menos actividad física significa un mayor riesgo de obesidad y enfermedades crónicas asociadas como diabetes, enfermedad cardíaca y algunos tipos de cáncer. Además a la horas frente a la TV le sumamos otras pantallas como la computadora y juegos en video; resultado cantado: posibles kilos de más y cero movimiento.

¡Seguir la rutina de ejercicios de este libro!

Date el permiso de experimentar el placer de mover tu cuerpo.

Abdominales con piernas elevadas

Elementos: colchoneta o manta confortable

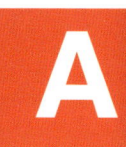

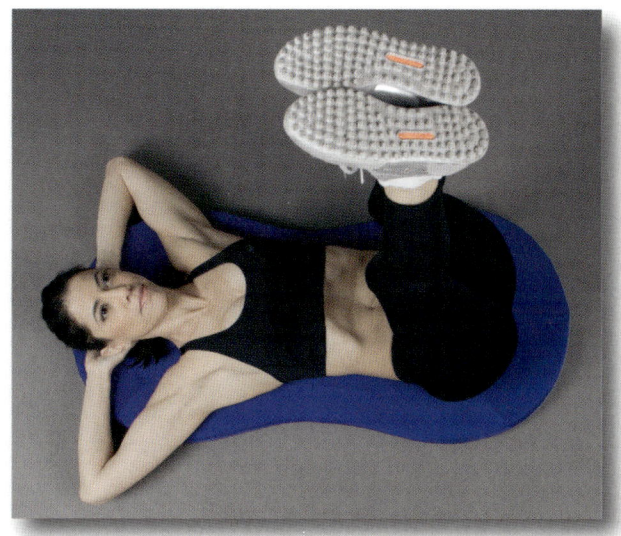
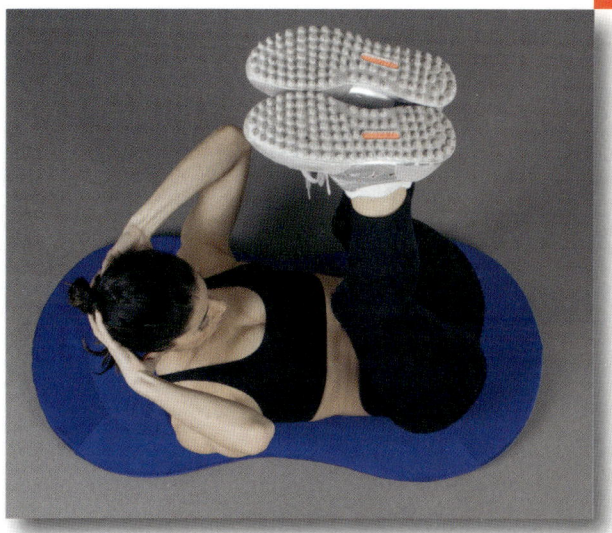

En colchoneta

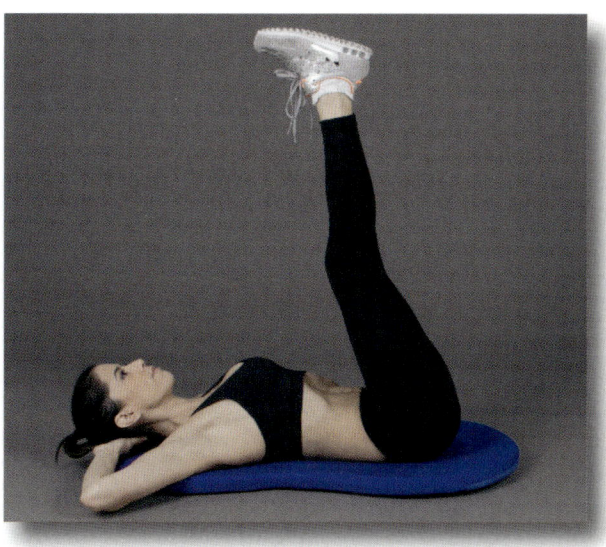
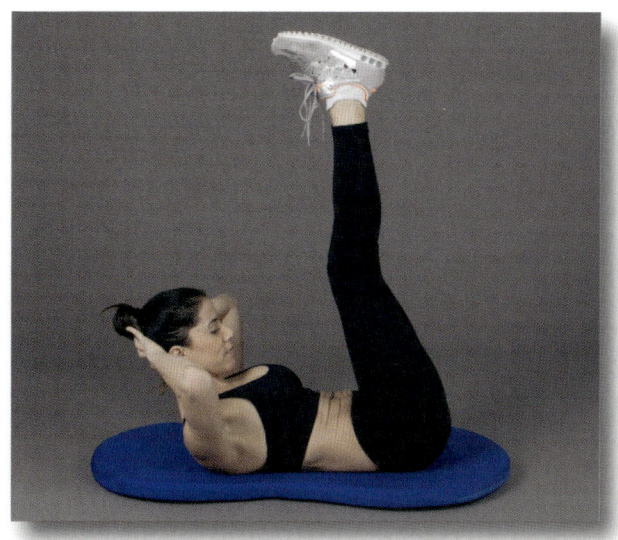

—Acostado en la colchoneta, apoyando la cadera, la columna, los brazos, el cuello y con las manos en la nuca.
—Mantener las piernas elevadas con las rodillas semiflexionadas.
—Despegar los hombros y subir sin hacer fuerza con el cuello y bajar.

Abdominales con piernas elevadas

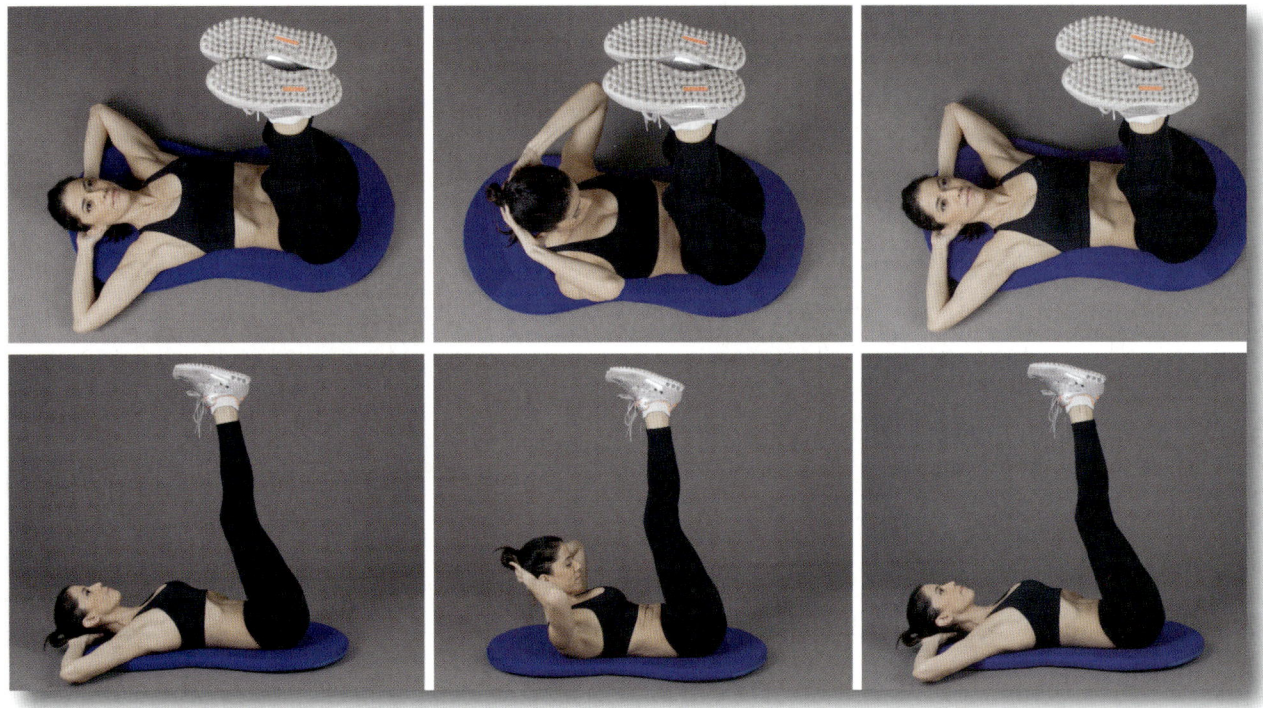

—Subir y bajar de 10 a 20 veces.
—Descansar un minuto.
—Repetir la serie de 3 a 5 veces más.
—Entre serie y serie se debe descansar 1 minuto.

Abdominales sentados

Elementos: silla

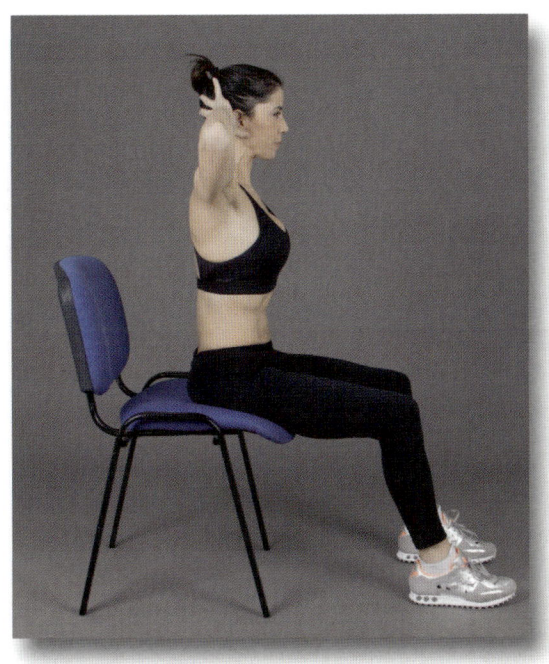
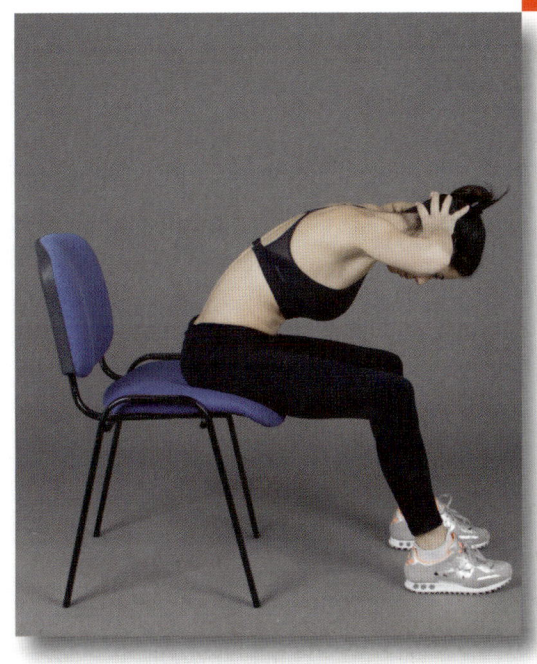

Sentados en una silla.

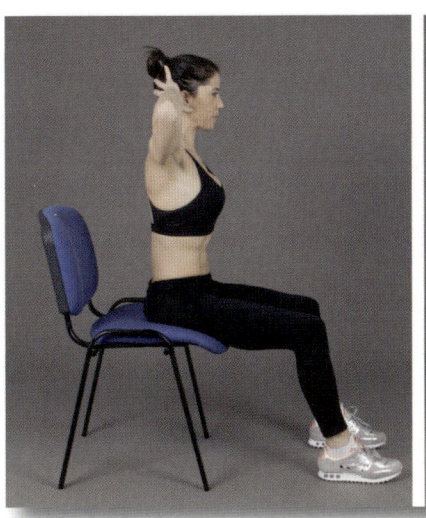
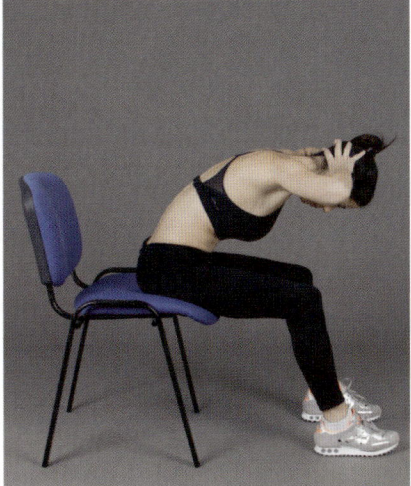
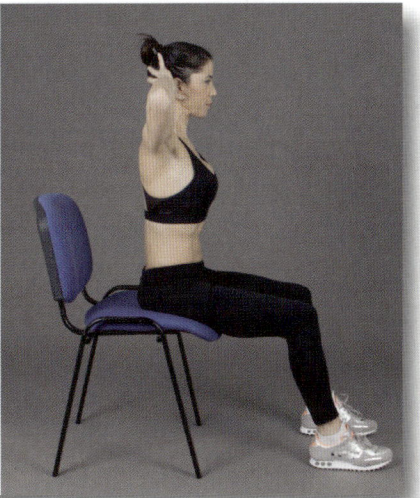

—Sentarse casi en el borde de la silla, con la espalda derecha y abdomen contraido.
—Bajar empujando desde el ombligo hacia la columna. Subir y volver a posición inicial.
—Repetir en cada serie de 10 a 20 veces.
—Hacer de 3 a 5 series descansando 1 minuto entre cada una.

Abdominales oblicuos isométricos
(*Core. Plancha. Plancha lateral*)

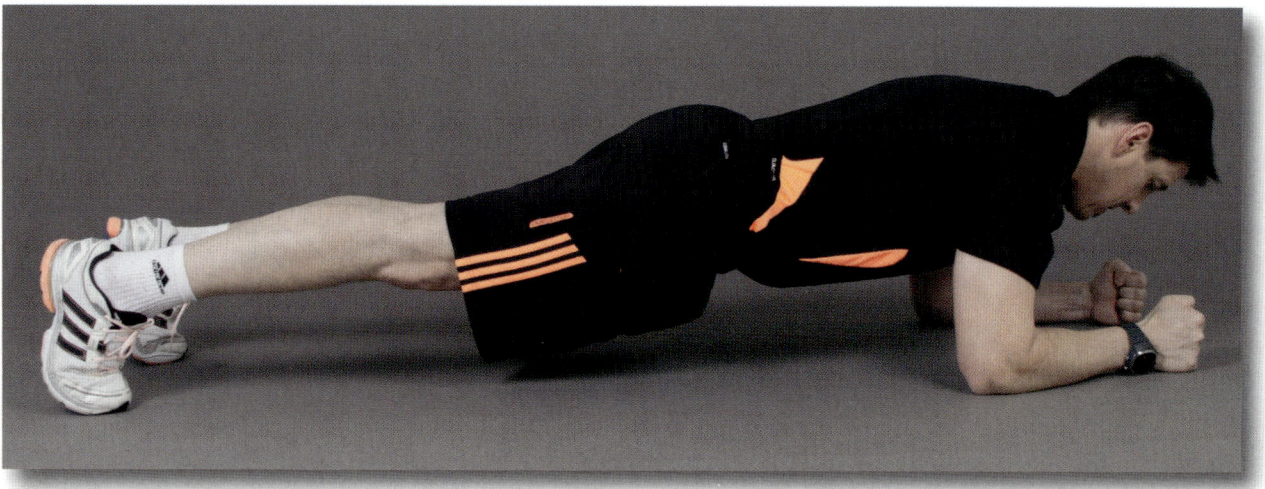

Apoyo de los dos codos y de las dos puntas de los pies.

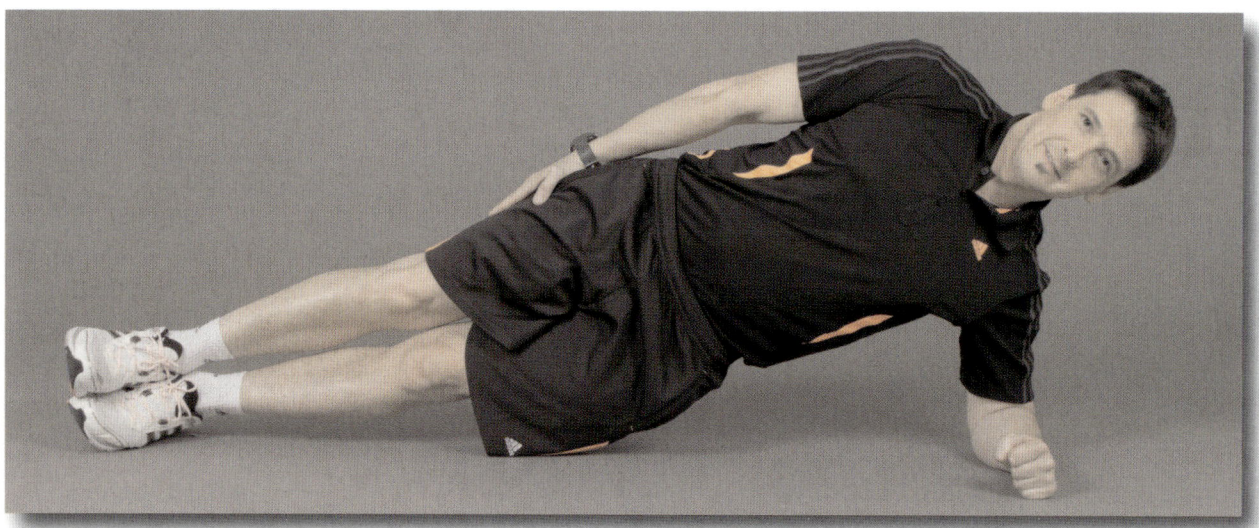

Apoyo de un codo y lateral del pie.

—Colocar en posición y mantener de manera estática de 3 a 20 segundos y relajar.

—Colocar en posición y mantener de manera estática de 3 a 20 segundos y relajar.

—Estos ejercicios sirven como complementarios a los abdominales y han de ser realizados en una etapa avanzada del entrenamiento.

Tronco-espinales
(*Core. Extensiones*)

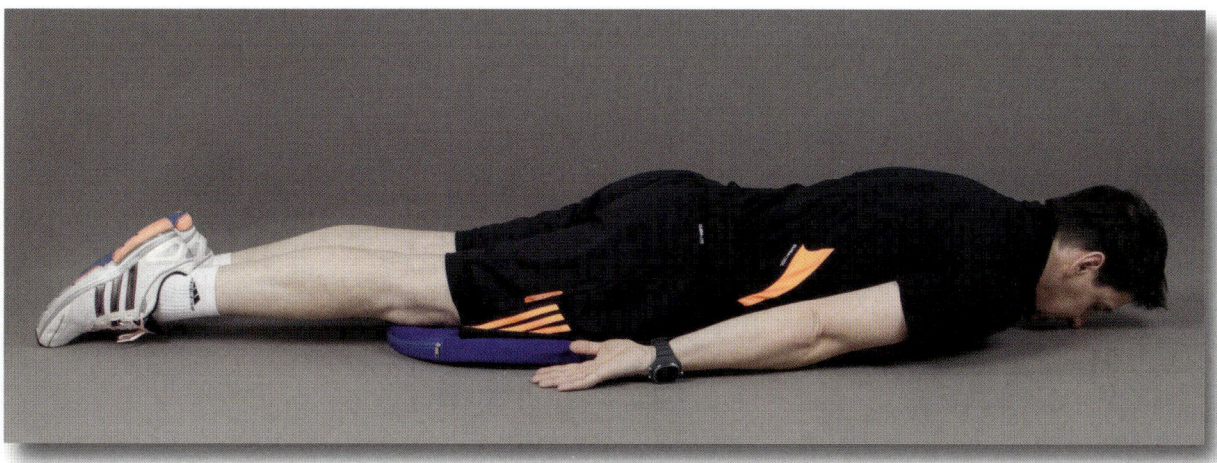

Inicial

Contracción

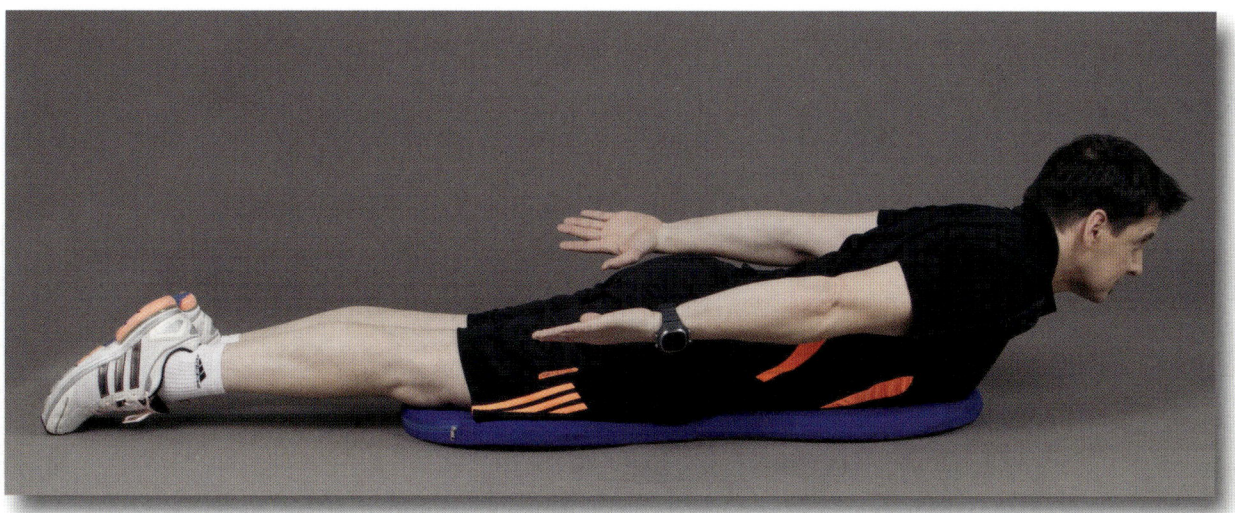

—Acostado en colchoneta boca abajo, elevación de torso y brazos despegados estirados a los costados. Mantener de 2 a 10 segundos y relajar.

—Acostado en colchoneta boca abajo, contracción de torso, brazos estirados a los costados, piernas estiradas, puntas apoyadas. Mantener de 2 a 10 segundos y relajar.

—Estos ejercicios se recomiendan en una etapa avanzada del entrenamiento.

Posición inicial

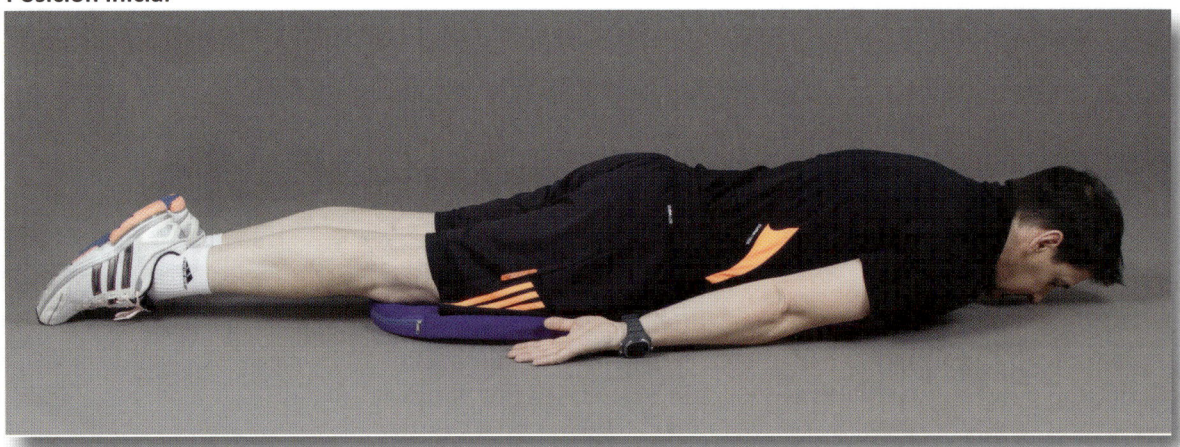

Posición de contracción-fuerza

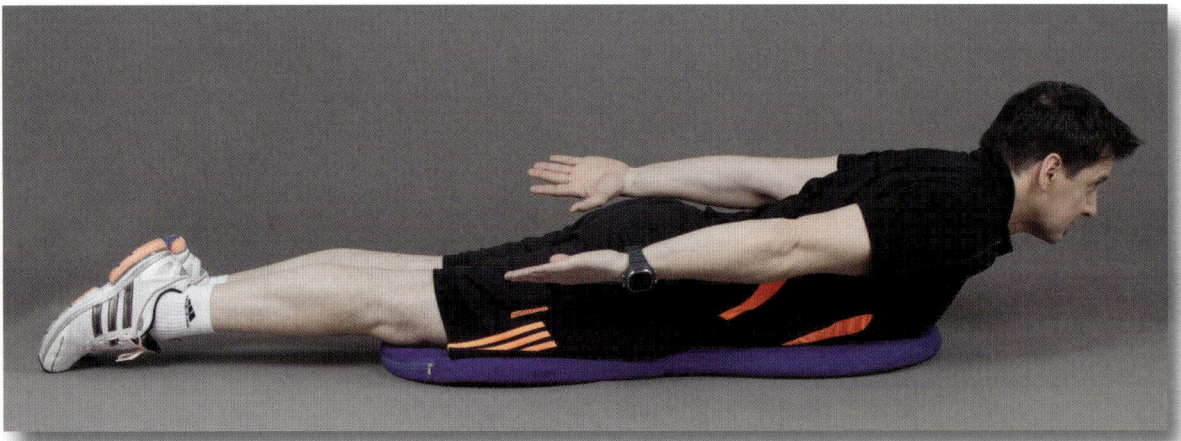

Posición de relajación

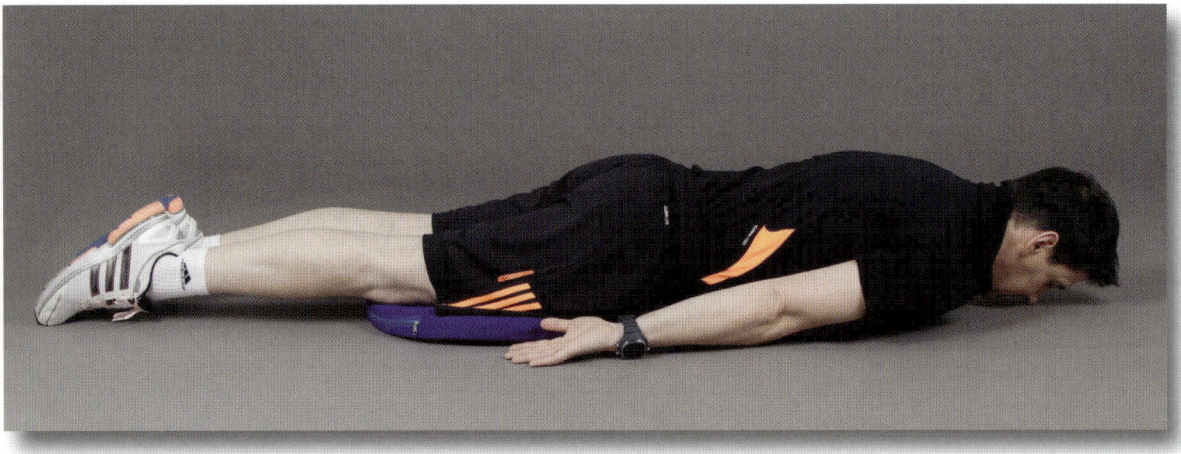

—En la fase de contracción mantener de 2 a 10 segundos.
—Repetir de tres a cinco veces.
Elementos: **colchoneta. Optativos para avanzados: muñequera/tobillera**

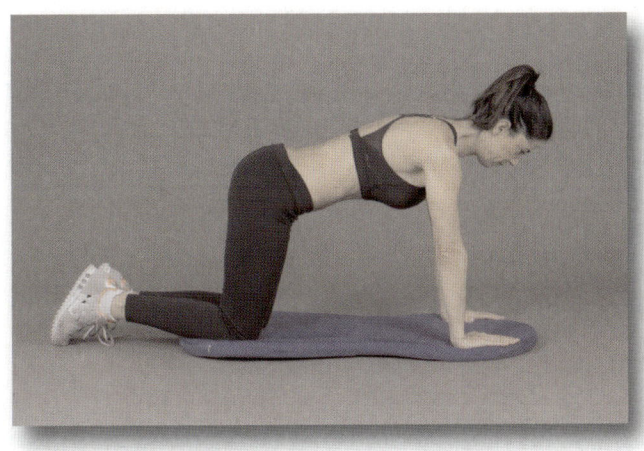

Cuadrupedia, extensión 1 pierna 1 brazos opuestos

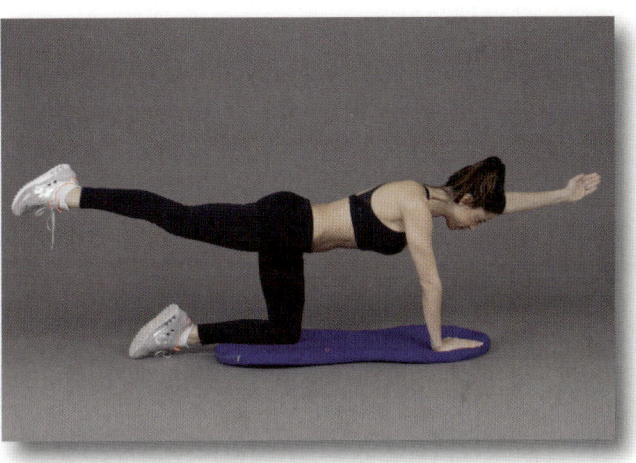

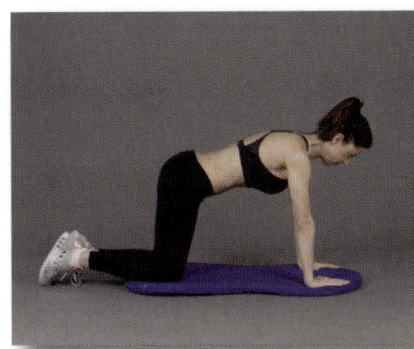 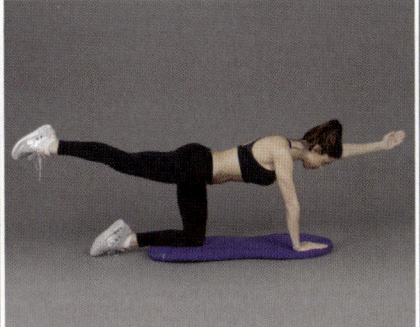 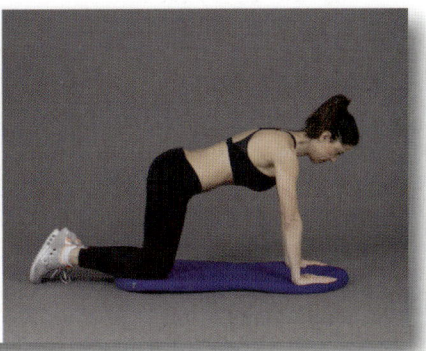

—Desde posición de cuadrupedia, extender un brazo y una pierna contrarios.
—Mantener 1 segundo y bajar. Alternar piernas y brazos.
—Repetir de 10 a 20 veces.

—Avanzados: pueden colocar una tobillera en cada pie y una muñequera en dada brazo.

Ejercicios para el tren inferior
Piernas y glúteos

Elemento: silla

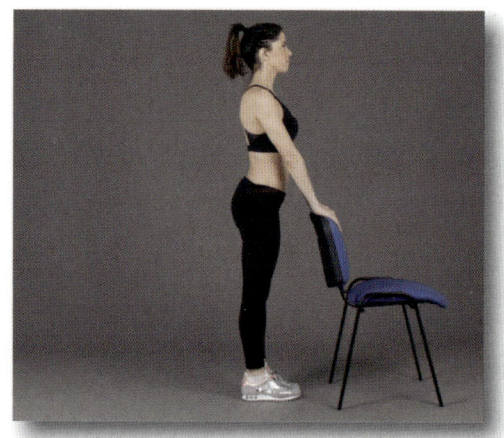
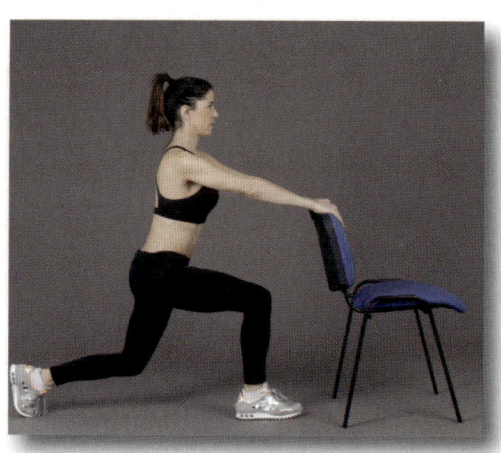

Estocadas con silla

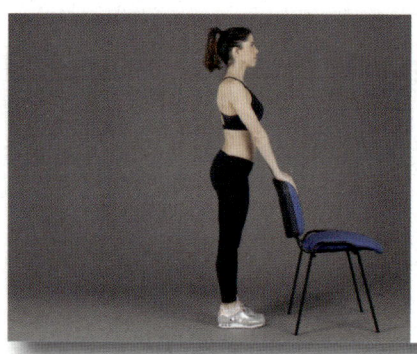
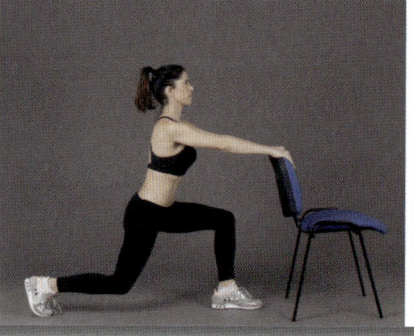
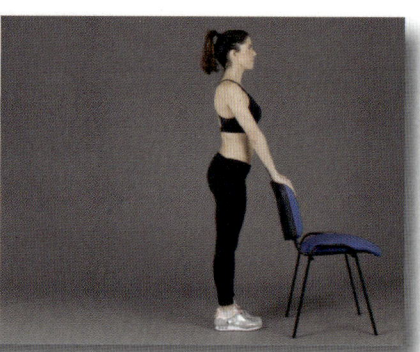

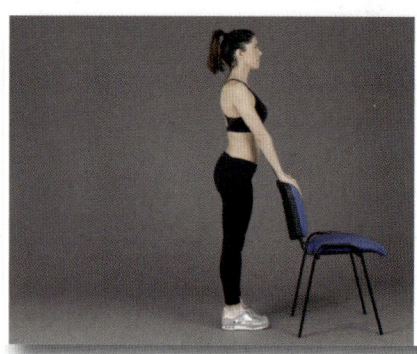
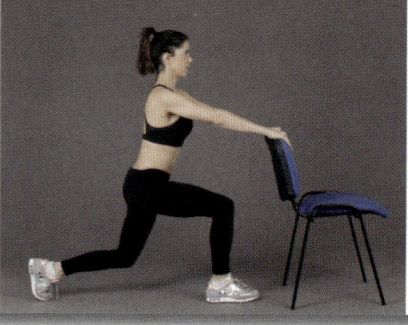
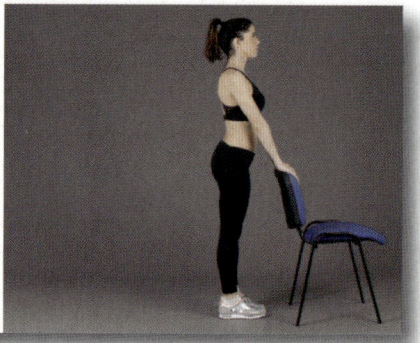

—Sujetarse de una silla con ambas manos. Pies paralelos apoyados en el suelo.
—Dar un paso hacia atrás sin soltarse de la silla.
—Volver a la posición inicial y salir con la otra pierna.
—Alternar ambas piernas hasta sumar de 14 a 20 repeticiones..

Ejercicios del tren inferior para tonificar aductores

Elementos: **silla-tobilleras**

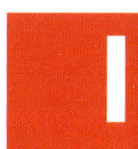

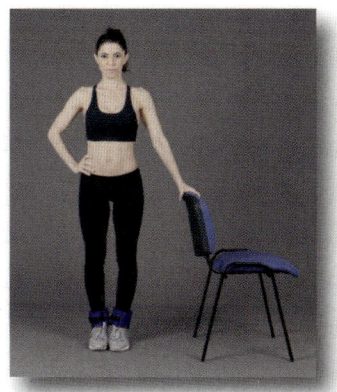 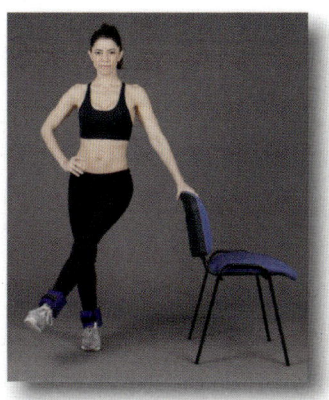 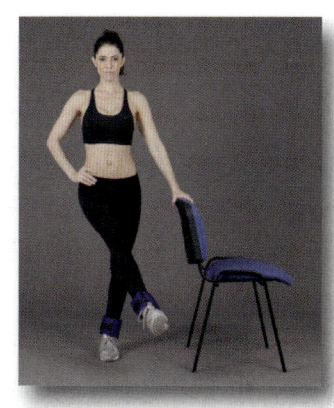

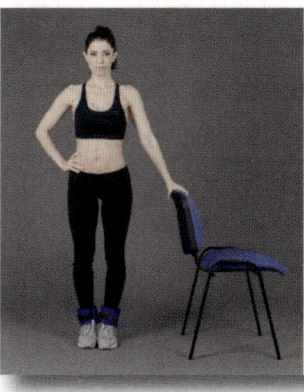 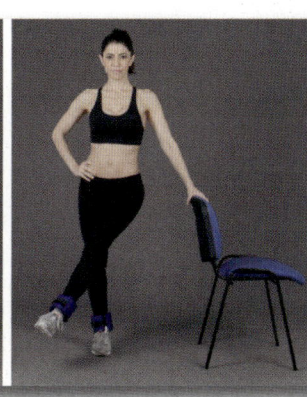 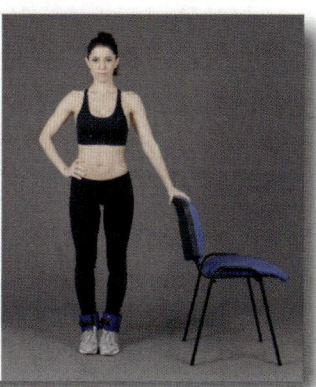

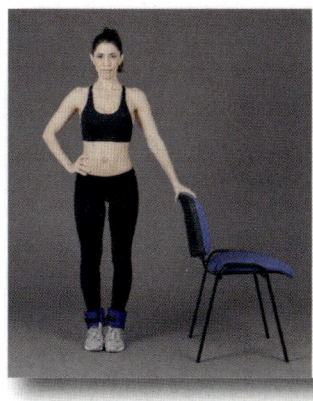 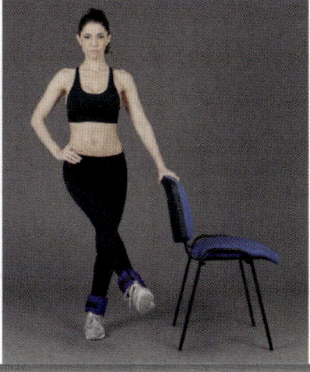 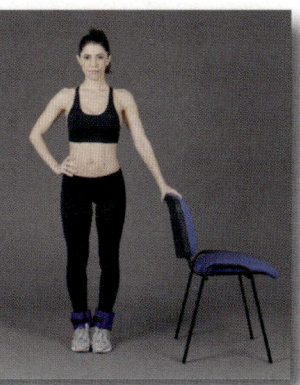

—Apoyarse en una silla. Pies paralelos, estirar una pierna y cruzar por delante de la pierna apoyada en el suelo.
—Volver a la posición inicial. Repetir de 8 a 12 veces.
—Cambiar de piernas y hacer la misma cantidad de repeticiones.
—Hacer de 2 a 3 series con cada pierna.

Aductores y abductores con tobilleras

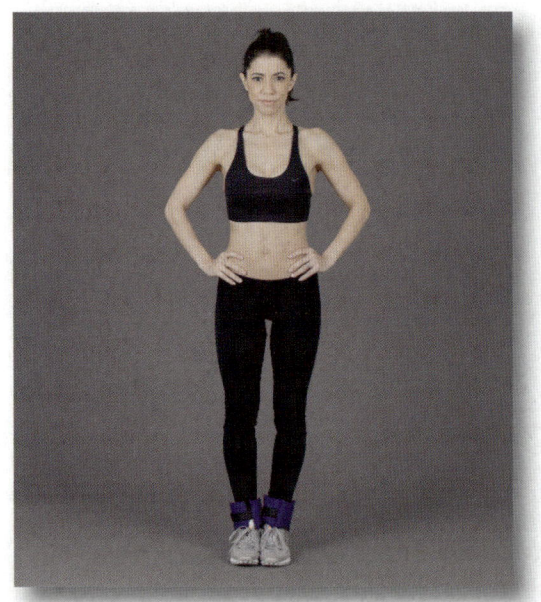
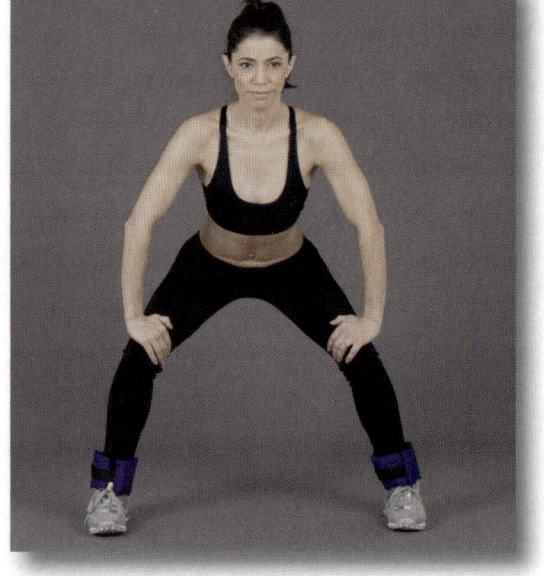

Aductores con tobilleras

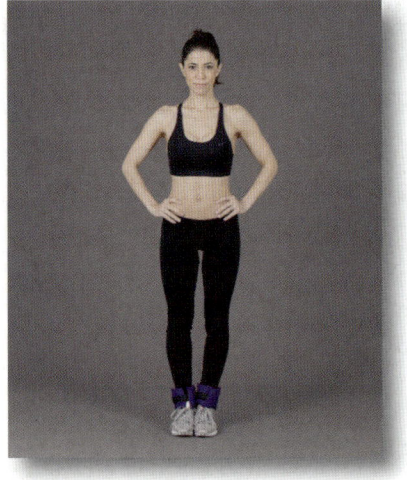
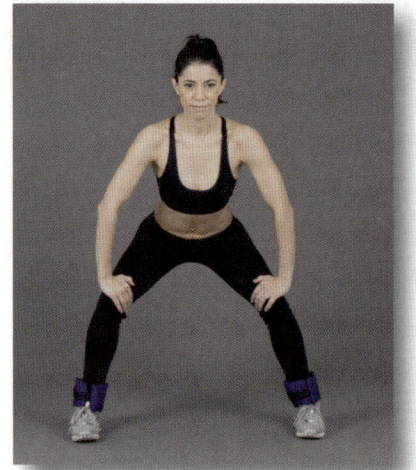
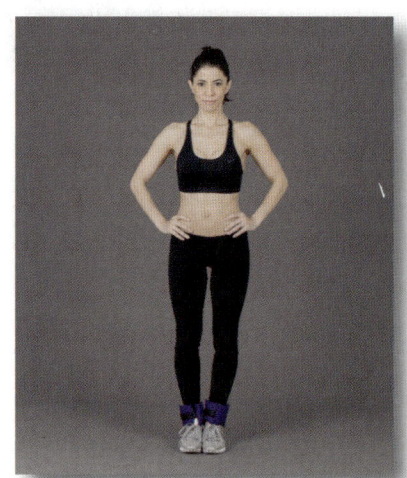

—Desde posición inicial. Pies juntos y piernas paralelas.
—Separar piernas a cada lado flexionando rodillas y volviendo a juntar.
—Realizar de 10 a 20 repeticiones.
—Hacer de 3 a 4 series descansando un minuto entre cada una.

Ejercicios para pantorrillas

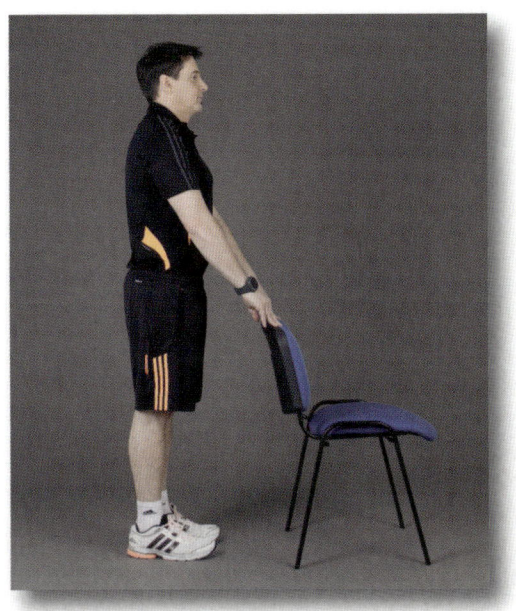

Gemelos. Dedos apoyados, talones en el aire

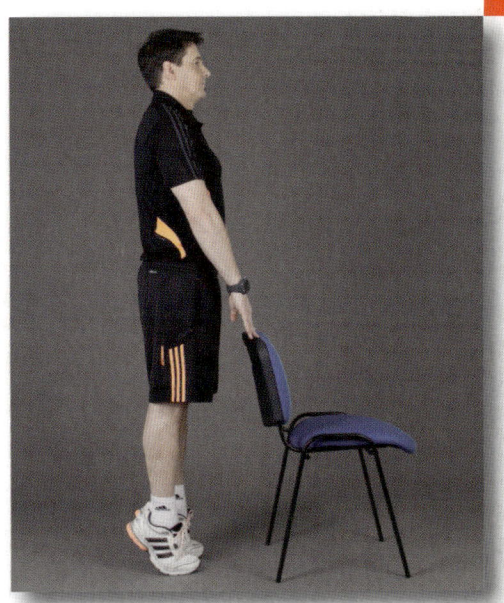

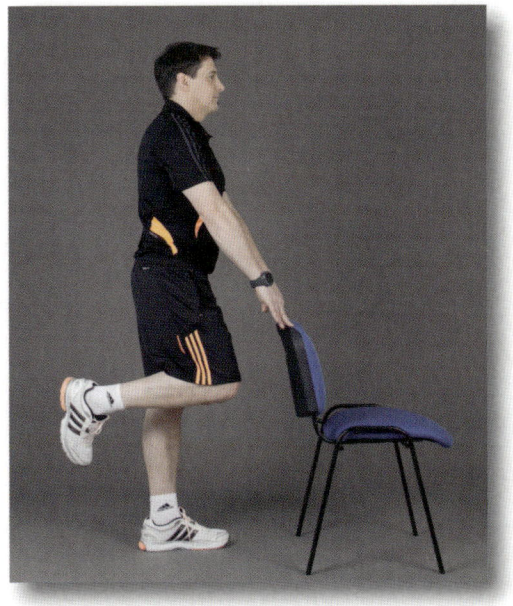

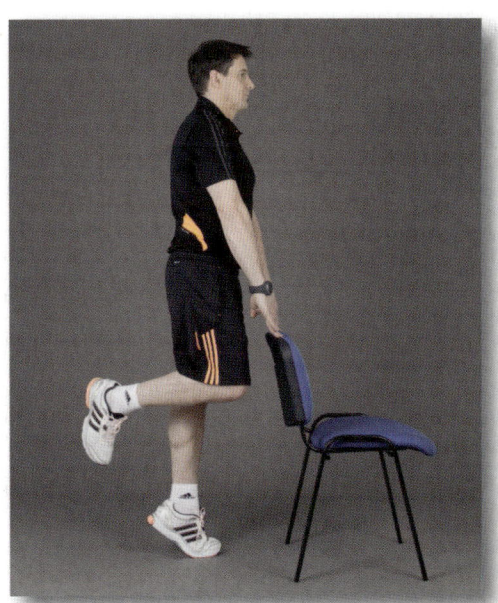

—Apoyado en una silla. Pies paralelos apoyados en el suelo. Subir flexionando el pie y elevando talones. Mantener 1 segundo y bajar.

—Para una etapa de entrenamiento más avanzada, se puede realizar el mismo ejercicio a un solo pie

Glúteos
Elementos: **colchoneta, tobilleras**

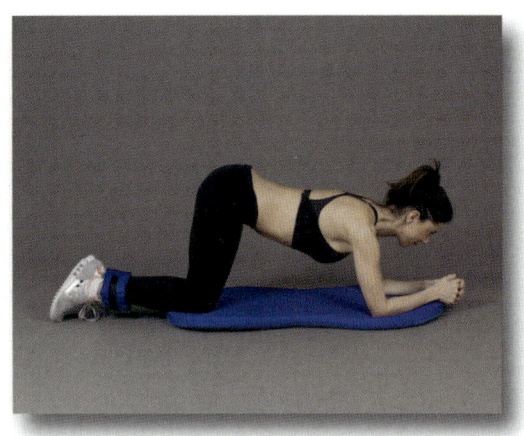
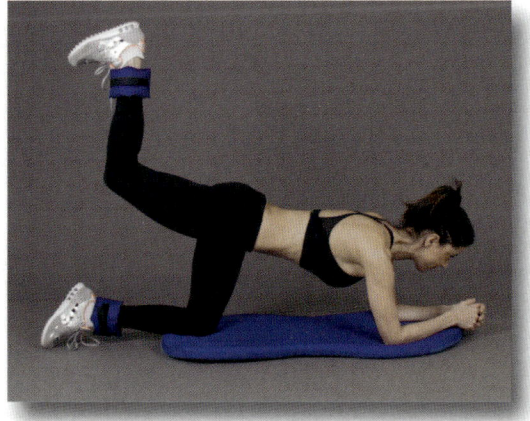
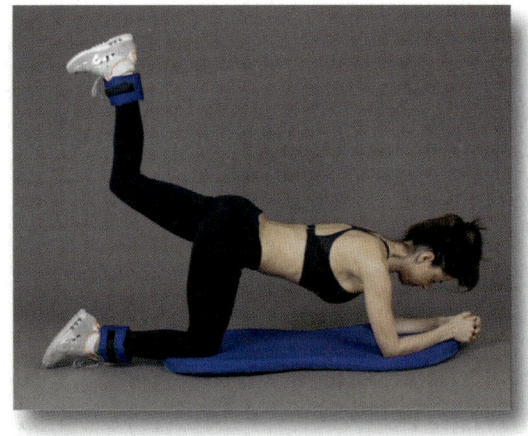
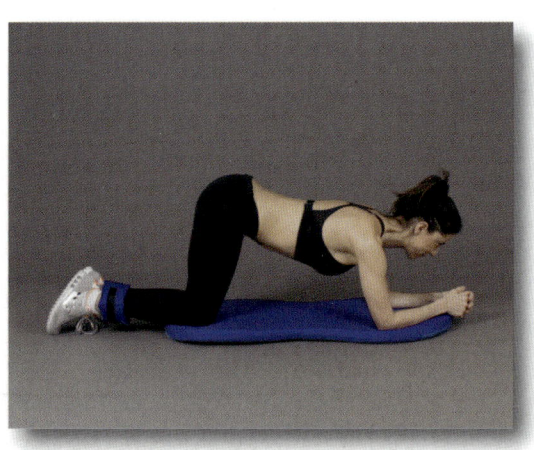

—En posición de cuadripedia. Elevar una pierna con la rodilla flexionada. La rodilla debe subir hasta la línea de la cadera. Mantener 1 segundo y bajar.
—Repetir de 10 a 15 veces.
—Cambiar de pierna y repetir el ejercicio.
—Hacer de 2 a 4 series.

Glúteos

Elementos: **colchoneta, libros y tobilleras**

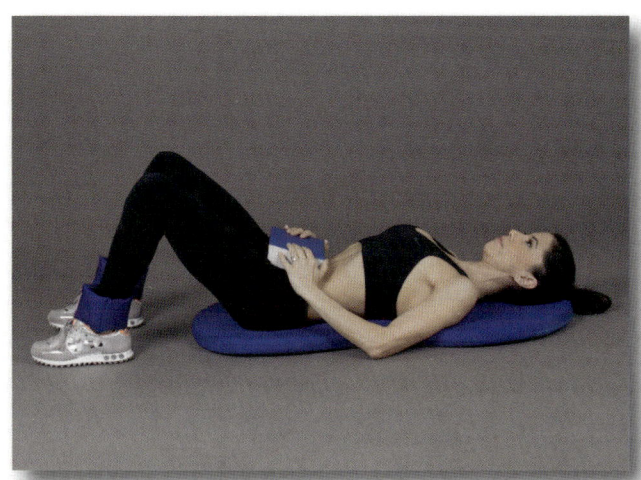

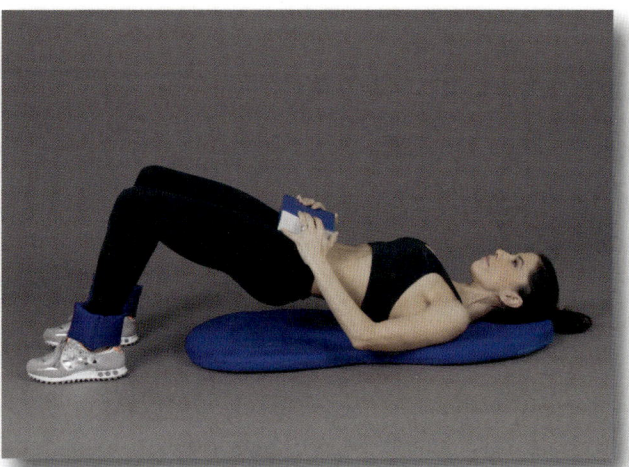

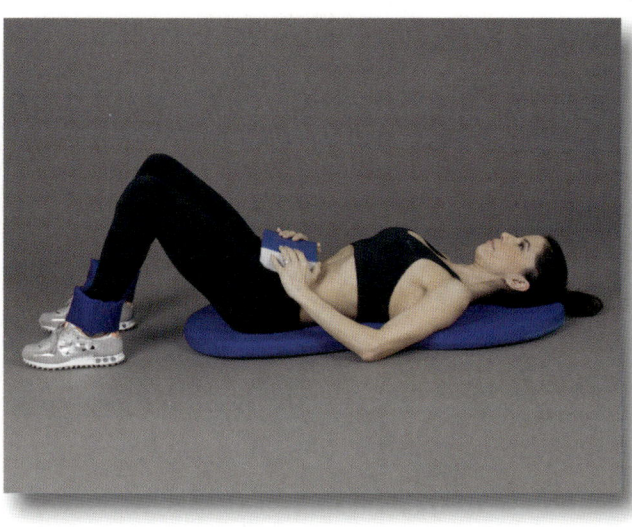

—Acostados en una colchoneta con las rodillas flexionadas, colocar libros sobre la pelvis.
—Subir y bascular la pelvis hacia arriba. Mantener 1 segundo y bajar.
—Repetir de 8 a 15 veces.
—Hacer de 2 a 4 series.

Estiramientos en posición de sentados en colchoneta para troncos y piernas

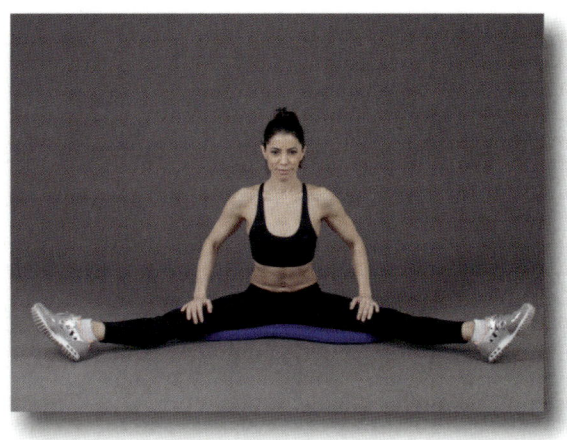
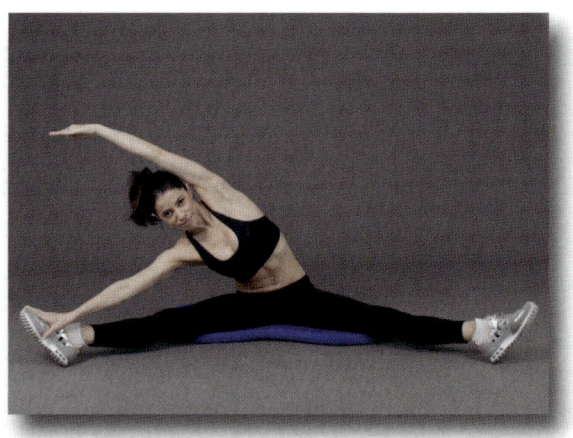

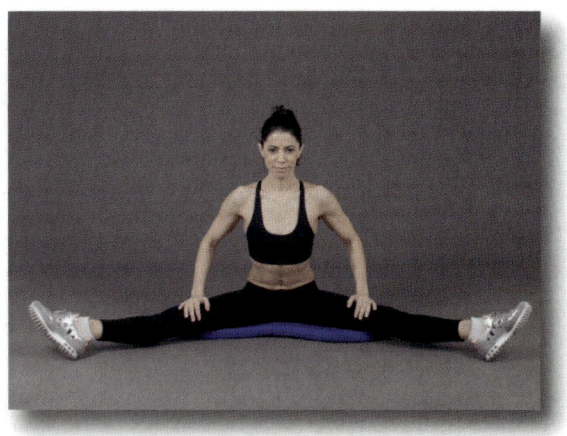
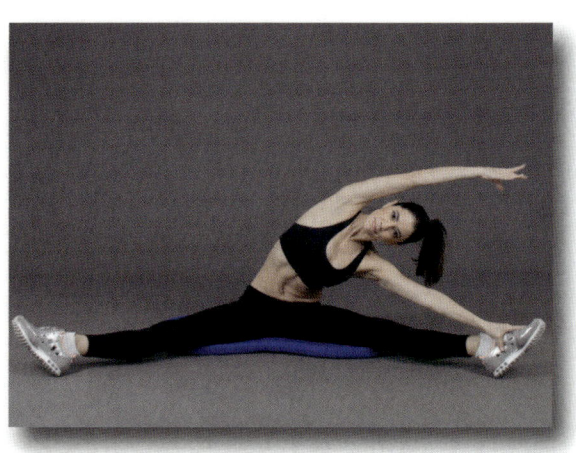

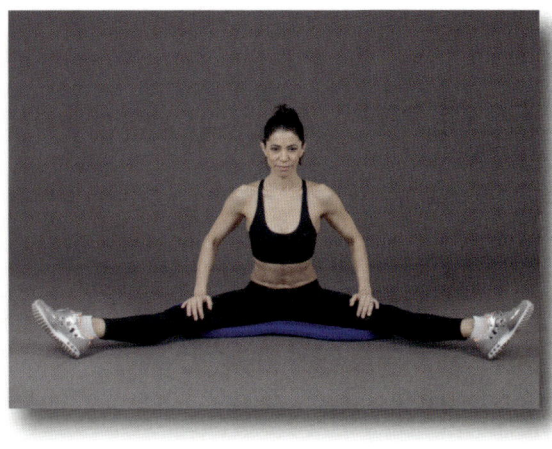

—Sentados en una colchoneta, con las piernas separadas y estiradas en forma de uve y la espalda derecha.

—Ir con un brazo hacia el pie, flexionar el tronco y caer al lateral con el brazo estirado.

—Mantener de 8 a 10 segundos y volver a la posición inicial.

—Repetir a ambos lados. Realizar de 2 a 4 veces a ambas direcciones.

Estiramientos en colchoneta

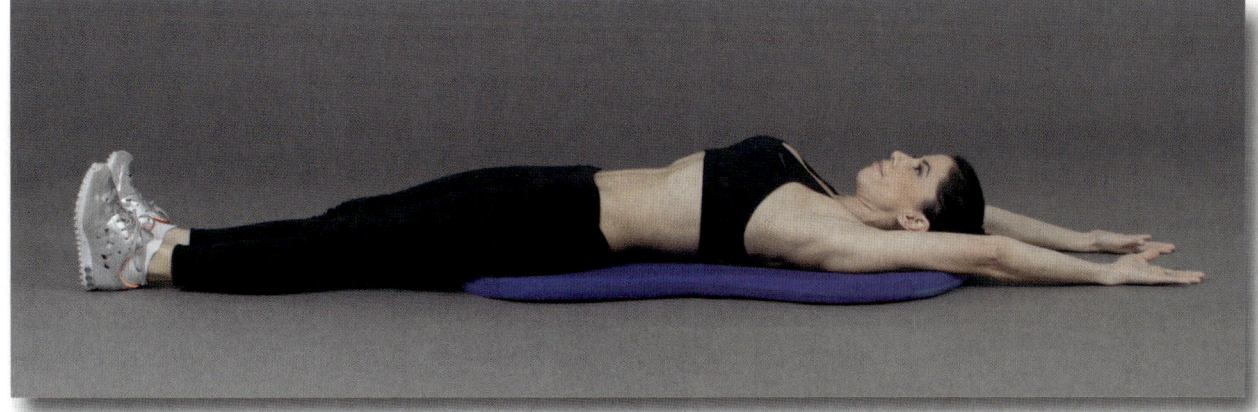

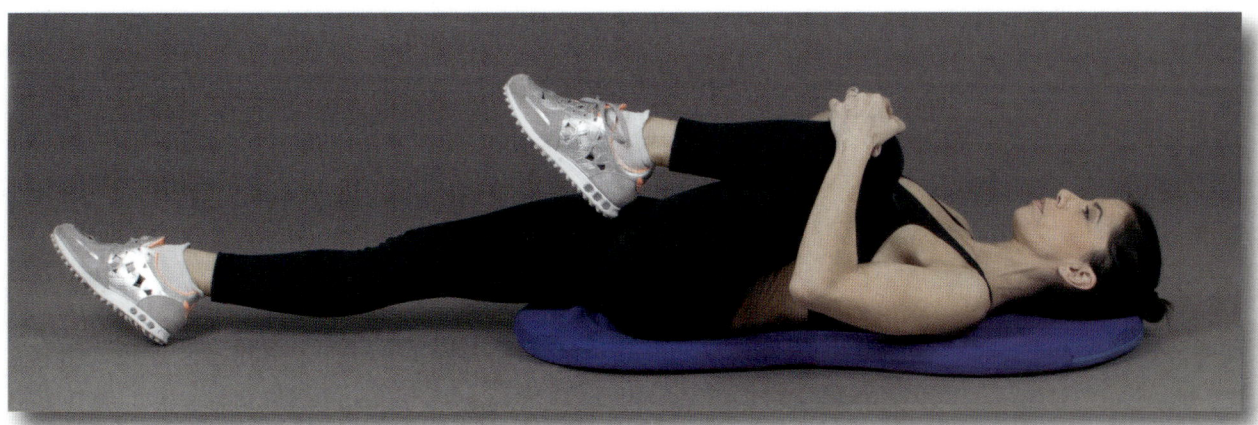

—Recostados en colchoneta con cuerpo y extremidades totalmente estiradas y relajadas.
—Llevar una rodilla al pecho flexionando cadera y rodilla.
—Presionar con ambas manos para pegar muslo al cuerpo.
—Mantener de 8 a 10 segundos y volver a posición inicial.

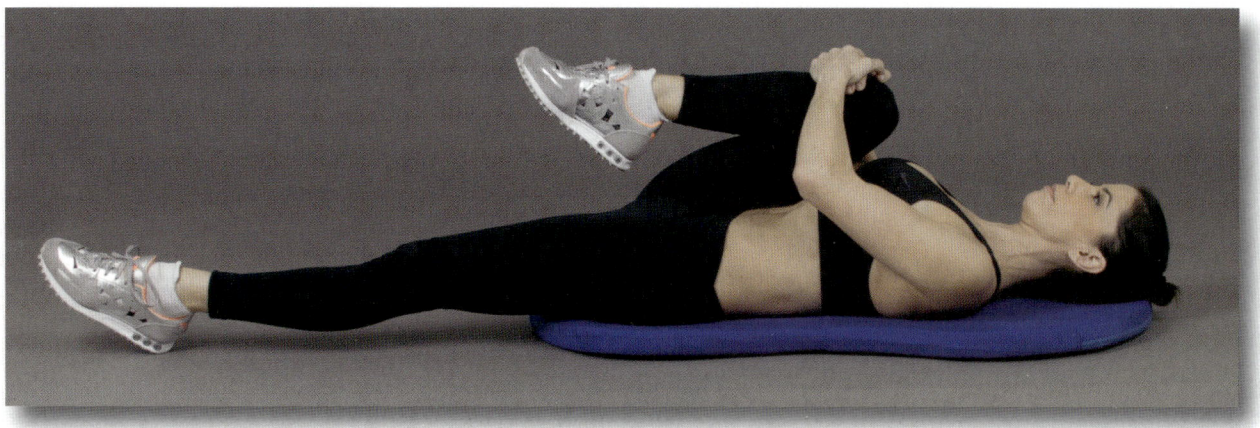

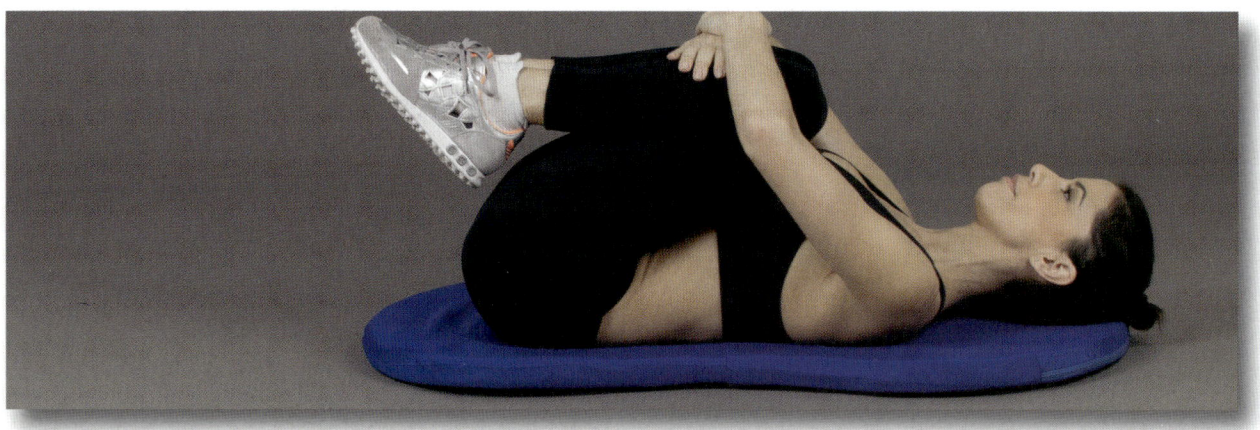

—Alternar con cada pierna de 2 a 4 veces cada una.
—Llevar ambas rodilla al pecho.
—Relajación.

Estiramiento final

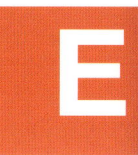

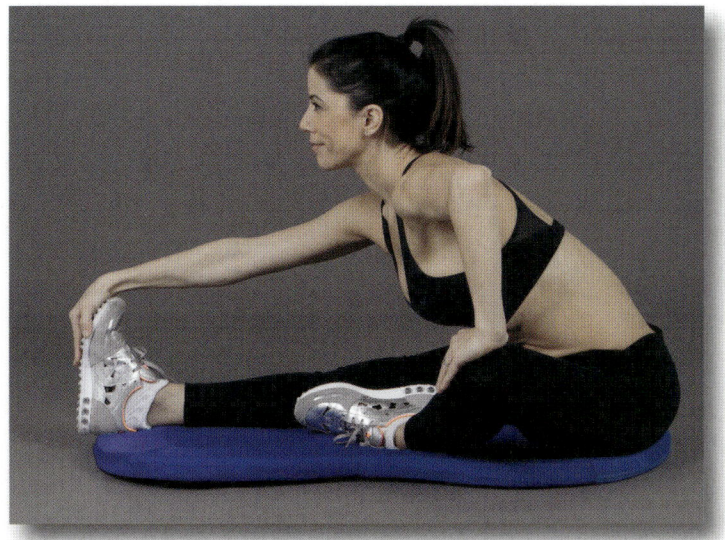

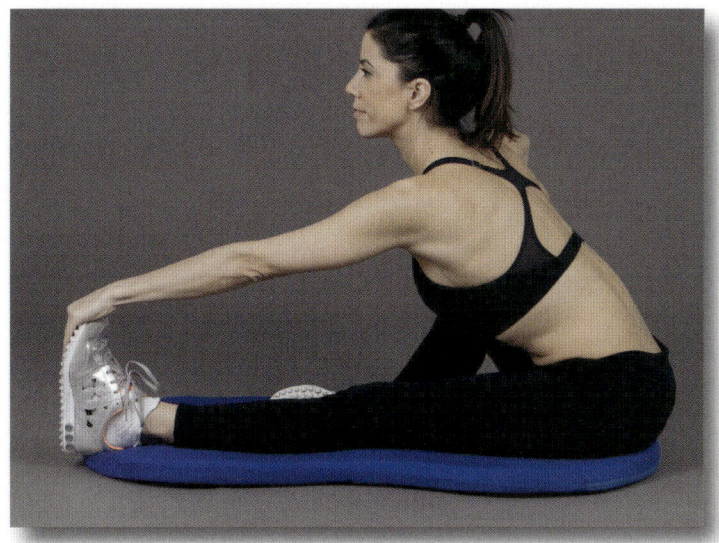

—Sentados en colchoneta, flexionar la cadera llevando el torso hacia adelante. Acompañar la flexión del torso estirando un brazo, tratando de llegar a tomar contacto del pie con la mano.

—Volver a posición inicial y repetir el ejercicio extendiendo el brazo contrario.

—Mantener en posición de estiramiento entre 10 y 15 segundos cada vez.

—Relajar.

Ejercicios de equilibrio

Los puedes hacer a cualquier hora, en cualquier lugar, y las veces que quieras, mientras tengas algo fijo y estable con que agarrarte en caso de que pierdas el equilibrio.

—Caminata en línea: caminar siguiendo la línea talón-dedos/talón-dedos. Colocar el talón justo enfrente de los dedos del otro pie cada vez que da un paso. Los talones y dedos deberán tocarse, o casi tocarse.

—Pararse sobre un pie. Alternar los pies.

—Parase y sentarse sin usar sus manos.

Flexión de cadera

Hacer la flexión de cadera como parte del plan de ejercicios de fuerza, y hacer estas modificaciones a medida que va avanzando.

Agarrarse de una mesa o una silla con una mano, luego con solo un dedo, y más adelante sin el uso de las manos; hacer este ejercicio con los ojos cerrados, si es que ya puede mantener el equilibrio.

—Pararse derecho, agarrarse de una mesa o una silla para mantener el equilibrio.
—Lentamente doblar una rodilla hacia tu pecho, sin doblar su cintura o cadera.
—Mantener la posición.
—Lentamente bajar la pierna hasta el piso.
—Repetir con la otra pierna.
—Alternar las piernas hasta que haya hecho de 8 a 15 repeticiones con cada pierna.
—Descansar; después hacer otra serie de 8 a 15 repeticiones, alternando las piernas.

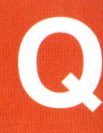

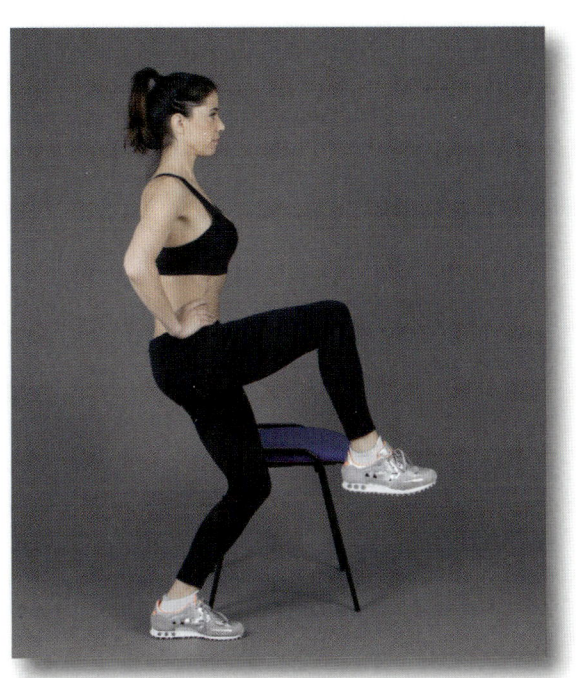
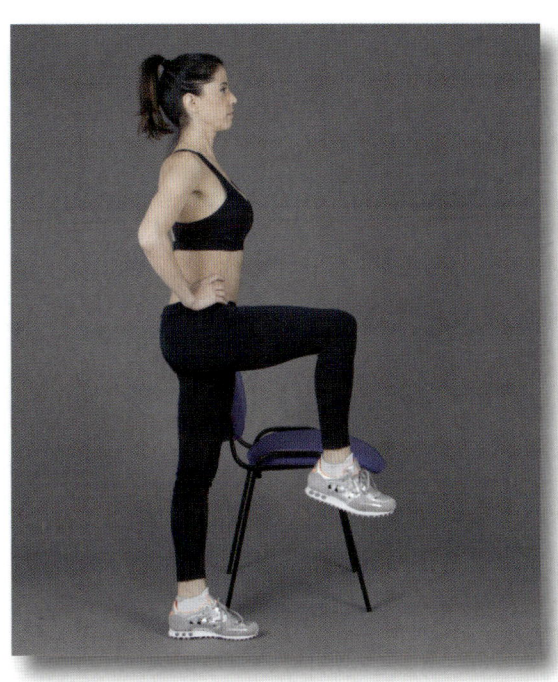
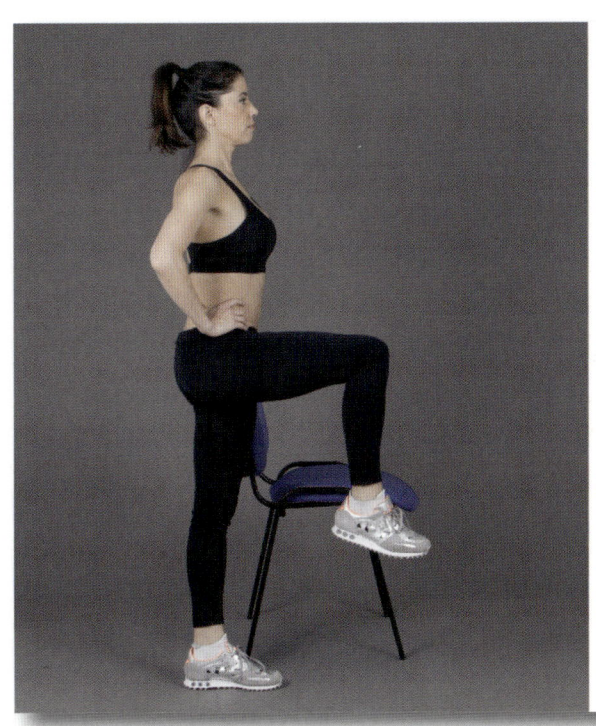
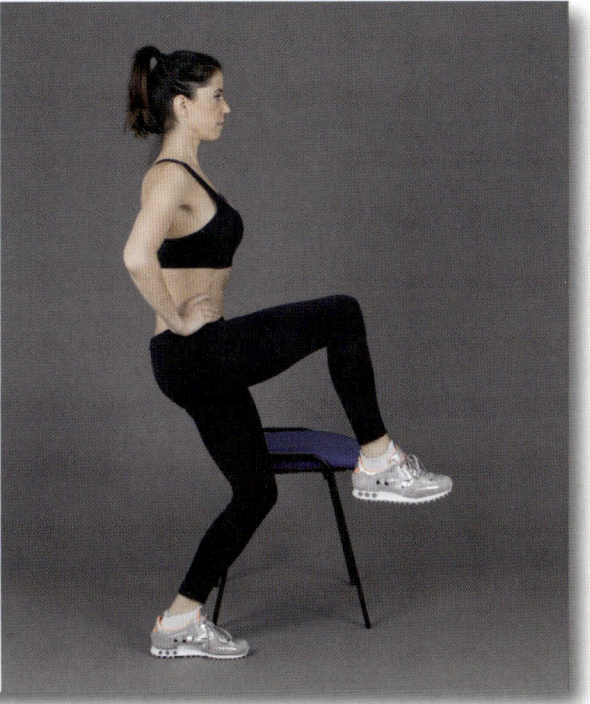

Ejercicios para mejorar el equilibrio
Ejercicios de equilibrio sobre base inestable

Elementos: step y colchoneta

—Posicionarse sobre una colchoneta o superficie blanda.
—En posición de pie, brazos relajados y estirados a los costados. Elevar una rodilla hacia adelante. Mantener rodilla elevada de 5 a 10 segundos.
—Volver a la posición inicial y repetir el ejercicio con la otra pierna.
—Realizar la secuencia completa de 2 a 3 veces. Este ejercicio se puede practicar en cualquier momento del día.

Para más avanzados:

—Sobre la misma superficie, repetir el ejercicio anterior y agregar elevación de brazos.
—Mantener la posición estática durante 5 a 10 segundos.
—Volver a la posición inicial y repetir con la otra pierna.
—Realizar la secuencia completa de 2 a 3 veces

ODIO EL GYM   EQUILIBRIO   107

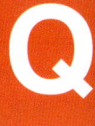

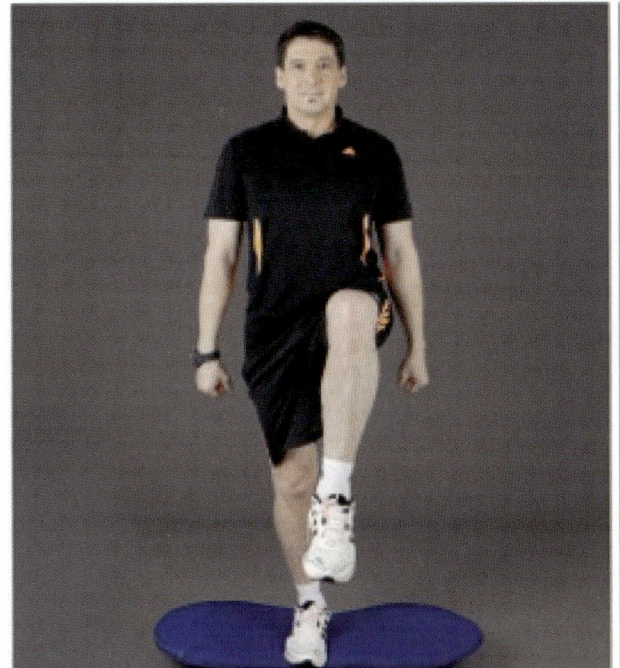
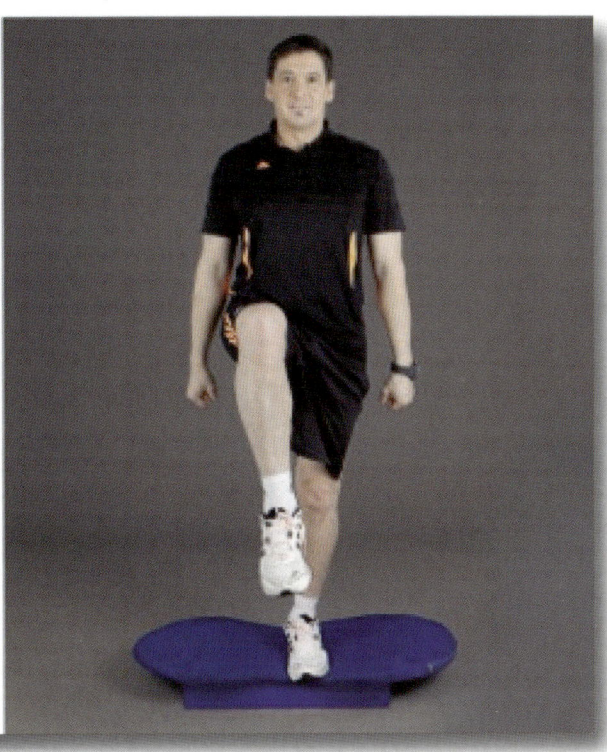

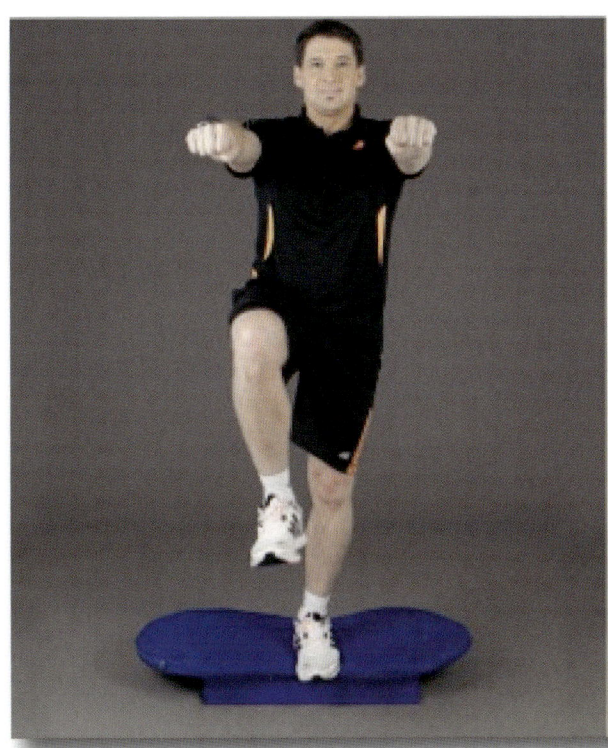
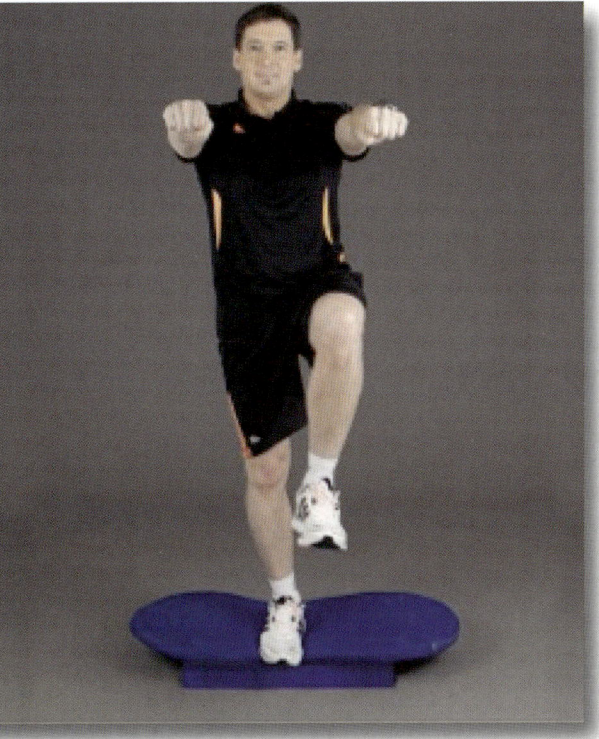

4

PASO 4. CÓMO MANTENERTE ACTIVO TODA LA VIDA

¿Cuánto ejercicio debes hacer por semana?

Tal vez tengas alguna dificultad en mantener el mínimo sugerido en el gráfico. Siempre utiliza la cantidad de carga en kilos o gramos y número de repeticiones que tu cuerpo pueda tolerar y que puedas controlar. Más adelante vas a ir aumentando una cosa o la otra pero gradualmente.

Este plan está diseñado para que nunca hagas ejercicios con el mismo grupo de músculos dos días seguidos. Si deseas hacer ejercicios de fuerza todos los días, entonces vas a alternar los grupos de músculos que usarás. Por ejemplo, podes hacer ejercicios de músculos de la parte superior del cuerpo los lunes, miércoles y viernes y de la parte inferior los martes, jueves y sábados. Otra opción puede ser entrenar todos los grupos de músculos pero día por medio.

Una idea de cómo puedes distribuir los diferentes ejercicios a lo largo de la semana							
Lunes	**Martes**	**Miércoles**	**Jueves**	**Viernes**	**Sábado**	**Domingo**
Resistencia		Resistencia		Resistencia	Resistencia	Recreativa
Fuerza de músculos tren superior	Fuerza de músculos tren inferior	Fuerza de músculos tren superior	Fuerza de músculos tren inferior	Fuerza de músculos tren superior	Equilibrio	o
Estiramiento	Estiramiento	Estiramiento	Estiramiento	Estiramiento	Estiramiento	Descanso

Un ejemplo de entrenamiento intensivo puede ser el siguiente:							
Lunes	**Martes**	**Miércoles**	**Jueves**	**Viernes**	**Sábado**	**Domingo**
Resistencia	Resistencia	Resistencia	Resistencia	Resistencia	Resistencia	Resistencia
Fuerza de músculos tren superior	Fuerza de músculos tren inferior	Fuerza de músculos tren superior	Fuerza de músculos tren inferior	Fuerza de músculos tren superior	Equilibrio músculos tren inferior	Actividades familiares que incluyan paseos, bicicleteadas, caminatas, juegos deportivos, competencias.
Estiramiento	Estiramiento	Estiramiento	Estiramiento	Estiramiento	Estiramiento	

TU PLANIFICACIÓN DE ACTIVIDAD FÍSICA SEMANAL

Este registro te ayudará a visualizar claramente cómo vas a organizar tu plan día a día. No es necesario hacer todo todos los días, puedes optar por hacer 3 veces por semana (lunes-miércoles-viernes) ejercicios para la Fuerza del Tren Superior del cuerpo y 3 veces por semana (martes-jueves-sábado) ejercicios para la Fuerza del Tren Inferior. Igualmente para los ejercicios que elijas de Resistencia, Equilibrio y Flexibilidad.

Una idea de cómo puedes distribuir los diferentes ejercicios a lo largo de la semana

Semana nº	Lunes	Martes	Miércoles	Jueves	Viernes	Sábado	Domingo
Resistencia							
Fuerza de tren superior							
Fuerza tren inferior							
Equilibrio							
Flexibilidad							

Semana nº	Lunes	Martes	Miércoles	Jueves	Viernes	Sábado	Domingo
Resistencia							
Fuerza de tren superior							
Fuerza tren inferior							
Equilibrio							
Flexibilidad							

¿Cómo vas a distinguir si una actividad es moderada o intensa?

**Actividades moderadas
Ejemplos**
— Caminar a paso medio
— Bailar
— Caminar dentro del agua
— Acuagym
— Bicicleta fija, velocidad media

**Actividades intensas
Ejemplos**
— Aeróbics
— Bicicleta a más de 16 km por hora
— Saltar la soga
— Correr-Trotar
— Nadar largos

Las actividades intensas van a demandar mayor energía a tu sistema en general, es decir, van a necesitar esforzar un poco más tu corazón y tus músculos. Si compruebas durante la práctica del ejercicio que no puedes mantener una conversación directa o telefónica con otra persona esto significa que el esfuerzo es muy alto, en esos casos es conveniente bajar la intensidad (velocidad, carga o repeticiones) y volver a la zona ideal de entrenamiento.

El ejercicio al aire libre
No vas a desaprovechar ninguna posibilidad

Entrenar al aire libre es una excelente opción, no solo para quemar calorías sino también para salir un poco de las cuatro paredes que pueden sumar bastante estrés.

Cada vez son más las personas que eligen los espacios abiertos para realizar actividad física. Una plaza, parque, costanera o ribera de un río resultan mucho más tentadores para hacer ejercicio que estar mucho tiempo encerrado. Los que no optan por la opción del gimnasio plantean las siguientes razones:

—Elevados costos de las cuotas en determinados lugares

—Música a todo volumen

—Ruidos de las pesas que aturden

—Demasiada invasión de gente y falta de privacidad

—En los gimnasios también es fácil distraerse, si nos encontramos con algún conocido o nos ponemos a conversar con alguien y dejamos de lado el entrenamiento

—Las personas tímidas no sienten deseos de ir todos los días a un lugar abarrotado de gente

Entrenando naturalmente

El contacto con la naturaleza te ayuda a relajar y combatir el estrés, al mismo tiempo que facilita la concentración y la continuidad de la rutina.

Consejos para que salgas y empieces a disfrutar del aire libre:

Elige el lugar: Lo ideal es que no esté pegado a una calle ruidosa o avenida de alta circulación, para que el ruidoso tránsito no te moleste o distraiga. Elige el parque o plaza que tengas más cerca. La opción de un lugar más agradable pero más lejos no es la ideal, siempre el sitio más próximo te ayudará a no abandonar la actividad por razones de tiempo, por ejemplo.

Prepara una mochila con lo necesario y déjala a la vista. Una manta, unas pesas o una botella de agua y una toalla de mano es más que suficiente. Estos elementos te van a ayudar para hacer muchos ejercicios.

Piensa en una alternativa para los días de lluvia o mucho frío. Una de las desventajas de entrenar al aire libre es que cuando el clima no acompaña, vas a estar tentado de seguir en la cama. En ese caso NADA PUEDE INTERRUMPIR TU ENTRENAMIENTO; tu casa o edificio siguen siendo la opción para moverte y no suspender la actividad.

Al iniciar cada rutina vas a entrar en contacto con la naturaleza. Ejercicio ideal: acostado o sentado sobre la manta o colchoneta, cierra los ojos, escucha el sonido de los pájaros, el sonido del viento, el sonido del movimiento de los árboles y percibe la calidez y el calor del sol. Luego, abre los ojos y observa a tu alrededor.

Ten a mano una radio o mp3 con la música apropiada. Selecciona tu programa de radio favorito o carga el mp3 de temas con mucho ritmo y reserva esta música para el entrenamiento. De esta manera, estarás esperando el momento de salir para escuchar lo que más te gusta.

Planifica de antemano una rutina y varía la cantidad de ejercicios cada semana:
Entre los ejercicios ideales para realizar al aire libre, puedes agregar:

1.- *Push up* o fuerza de pecho

2.- Sentadillas, que también puedes hacer con pesas o muñequeras en tus brazos

3.- Sentadillas con manos en la nuca

4.- Subir y bajar de un banco, escalón o cordón de vereda simulando el *Step*

5.- Dominadas (en algunas plazas hay barras para colgarse)

6.- Subir lomas, barrancas o escaleras importantes

7.- Caminar en cuclillas

8.- Camina rápido o trota en «slalom» entre árboles o postes.

EL PASÓMETRO. Si tienes un Pasómetro ¡ÚSALO! Este mide cada paso que vas a dar.

¿Sabes cuántos pasos das en un día? ¿Crees que eres una persona activa?
Solamente tenes que seguir los pasos indicados a continuación. Registra tu actividad física diaria y tus progresos en pocos pasos.

Paso 1: Prueba de precisión del Pasómetro
Unos pocos minutos hacen falta para asegurar su exactitud siguiendo las siguientes reglas:

- Coloca tu pasómetro en la cintura de tu pantalón corto, *short, jogging,* pollera, falda o pantalón. Colócalo en el lado derecho o izquierdo de tu ombligo.
- Asegúrate de que el pasómetro se encuentre en posición horizontal en relación con el piso y no en ángulo o colgando de tu ropa. Si usas un pasómetro con cubierta, ciérrala.
- Camina 50 pasos y revisa el marcador. Si el número en el marcador está entre 40 y 60 significa que tu pasómetro está funcionando bien. Si la lectura indica más, o menos de esas cifras, vuelve a posicionar tu pasómetro en tu cintura y revisa la lectura en el marcador otra vez.
- Ya estás listo para comenzar a contar tus pasos.

Paso 2: Punto de partida

- Usa tu pasómetro durante tres días seguidos, incluyendo en un sábado o un domingo.
- Registra el total de pasos al final de cada día.
- Durante estos primeros tres días es importante que sigas con tu rutina normal, *no trates de aumentar pasos hasta que no hayas fijado tu punto de partida*, Registra el total de pasos en la tabla.
- El resultado de este promedio será su punto de partida y este no cambiará. Este punto de partida será utilizado para monitorear tu progreso y establecer nuevas metas.

Pasos «Extra Crédito». Tabla de conversión de ACTIVIDADES EN PASOS.

Puedes recibir **«extra crédito»** por pasos caminados por minutos en otras actividades físicas que realices durante el día (andar en bicicleta, nadar o hacer acuagym por ejemplo) Ver: tabla de Conversión de actividades en pasos.

Paso 3: Establece tu objetivo personal

> Para comenzar voy a establecer como tu objetivo inicial sumar 2.000 pasos a tu actividad física diaria.
> Una vez que hayas alcanzado la meta original de 2.000 pasos vas a ponerte uno nuevo y será tu propio objetivo.
> Vas a tener que llegar a un nivel que te resulte cómodo sumar más de 2.000 pasos y te mantenga motivado. A medida que aumentas el número total de pasos diarios, también aumentarán tus beneficios para su salud.
> Si sientes dolor o molestias no dejes de hablar con tu médico.

Cuánto debe marcar por día tu Pasómetro para que me digas «me estoy moviendo»

2.000 a 3.000 pasos por día	Para decirme: Verón me estoy moviendo…
5.000 a 8.000 pasos por día	Para decirme: ¡Mira Verón lo bien que me muevo!
8.000 a 10.000 pasos por día	Para decirme: ¡Verón estoy sumando pasos por que quiero bajar de peso!
10.000 pasos por día	Para mantener tu peso bajado, porque estás disfrutando de estado físico, porque sientes que cada esfuerzo vale la pena. Y yo solo tengo que decirte: ¡Enhorabuena, poco a poco llegaste!

Conversión de actividades en pasos. Número de pasos por 1minuto de actividad física

Actividad	Hombres	Mujeres
Aeróbicos (alto impacto)	181	189
Aeróbicos (bajo impacto)	127	142
Ciclismo	199	212
Bicicleta fija (moderado)	181	189
Bicicleta fija (vigoroso)	254	283
Bailes de salón	73	71
Baile country / disco	109	118
Escalador	218	236
Jardinería (pesada)	145	142
Jardinería (moderado)	109	118
Estiramiento	91	94
Limpiar pisos	91	94
Fútbol	181	189
Subir escaleras	199	212
Bajar escaleras	73	71
Natación estilo libre	181	189
Natación por placer	145	165
Tenis (dobles)	145	165
Tenis (simple)	199	212
Caminar	91	94
Lavar el auto	73	71
Yoga	54	71

¿Sabías que...?

Para hacer ejercicios al aire libre tienes que usar ropa liviana y de colores claros en verano; en invierno vestirte con varias capas de ropa para que, a medida que vas calentando, puedas quitarte una a una y seguir entrenando con mayor comodidad.

SI HICISTE USO DEL PASÓMETRO
REGISTRO DIARIO DE ENTRENAMIENTO DE RESISTENCIA

Semana nº	Lunes	Martes	Miércoles	Jueves	Viernes	Sábado	Domingo
Cantidad de pasos							

Semana nº	Lunes	Martes	Miércoles	Jueves	Viernes	Sábado	Domingo
Cantidad de pasos							

Semana nº	Lunes	Martes	Miércoles	Jueves	Viernes	Sábado	Domingo
Cantidad de pasos							

Semana nº	Lunes	Martes	Miércoles	Jueves	Viernes	Sábado	Domingo
Cantidad de pasos							

REGISTRO DIARIO DE ENTRENAMIENTO DE RESISTENCIA

Semana nº	Lunes	Martes	Miércoles	Jueves	Viernes	Sábado	Domingo
Actividad de resistencia							
¿Cuánto tiempo la realizaste							

Semana nº	Lunes	Martes	Miércoles	Jueves	Viernes	Sábado	Domingo
Actividad de resistencia							
¿Cuánto tiempo la realizaste							

Semana nº	Lunes	Martes	Miércoles	Jueves	Viernes	Sábado	Domingo
Actividad de resistencia							
¿Cuánto tiempo la realizaste							

REGISTRO DIARIO DE CARGAS Y REPETICIONES DE LOS EJERCICIOS DE FUERZA

Semana nº		Lunes		Martes		Miércoles		Jueves		Viernes		Sábado		Domingo	
		KG	REP	KG	REP	KG	REP	KG	REP	KG	REP	KG	REP	KG	REP
TREN SUPERIOR	Bíceps														
	Trípceps														
	Pecho														
	Pectoral														
	Hombros														
	Espalda														
	Espinales														
	Abdominales														
	Oblicuos														
TREN INFERIOR	Isquiotibiales														
	Glúteos														
	Aductores														
	Pantorrillas														

Es importante que anotes la cantidad de carga en kilos o gramos que utilizas para los ejercicios de fuerza. También la cantidad de repeticiones es importante. Seguramente, con el paso de las semanas vas a sentir que puedes aumentar cargas y/o repeticiones. Para esto es importante saber cuáles son los datos iniciales y de esta forma vas a ver claramente tus progresos y avances.

QUÉ HICE ESTA SEMANA ¿QUÉ PUEDO SUMAR LA PRÓXIMA?

Este registro general te ayudará a ver qué ejercicios de Fuerza (Fz), Resistencia (Res), Equilibrio (Eq) o Flexibilidad (Fx) pudiste hacer durante la semana; la cantidad de minutos que le dedicaste y lo más importante: ¿hay algo que pueda sumar para la próxima semana?

Como a todos, la rutina nos cambia durante los fines de semana, te puse un registro de lunes a viernes y otro para los sábados y domingos

	ACTIVIDAD	CANTIDAD DE MINUTOS	QUÉ PUEDO SUMAR A MI ENTRENAMIENTO EN LA PRÓXIMA SEMANA
LUNES A VIERNES	Fz:		
	Res:		
	Eq:		
	Fx:		

MINUTOS TOTALES

	ACTIVIDAD	CANTIDAD DE MINUTOS	QUÉ PUEDO SUMAR A MI ENTRENAMIENTO EN LA PRÓXIMA SEMANA
SÁBADOS Y DOMINGOS	Fz:		
	Res:		
	Eq:		
	Fx:		

MINUTOS TOTALES

TEST DE PROGRESO MENSUAL

Es necesario que en el transcurso de los meses marques en qué tipo de entrenamiento estuviste focalizado. Puede ser que aparezca algún mes con un blanco como consecuencia de vacaciones o alguna enfermedad que pueda impedir la continuidad. También puede ocurrir que durante las vacaciones aprovechaste para caminar mucho más de lo habitual, en ese caso no dejes de marcarlo en el cuadro de RESISTENCIA, ya que la caminata es una excelente opción para seguir entrenando durante las vacaciones.

	ENE	FEB	MAR	ABR	MAY	JUN	JUL	AGO	SEP	OCT	NOV	DIC
RESISTENCIA												
FUERZA TREN SUPERIOR												
FUERZA TREN INFERIOR												
EQUILIBRIO												
FLEXIBILIDAD												

Recomendaciones especiales:

¿Quiénes deben tomar precauciones antes de iniciar una actividad física?

Independientemente de la edad, la mayoría de las personas pueden hacer algún tipo de actividad física. Incluso, si tienen alguna enfermedad crónica. Deberás hablar con un médico si presentas o padeces lo siguiente:

—Diabetes, presión arterial elevada o alguna otra enfermedad crónica.
—Mareo o falta de aire.
—Dolor en el pecho o la sensación de que el corazón te está saltando.
—Una infección o fiebre.
—Inflamación de las articulaciones (artritis, reumatismo, gota, otras).
—Una hernia.
—Tabaquismo.
—Cualquier síntoma nuevo que no hayas consultado antes con un médico.

Señales de alerta para suspender el ejercicio

—Náuseas o vómitos
—Dolor en el pecho. Palpitaciones (pulsaciones irregulares)
—Falta de aire o fatiga excesiva durante o después del ejercicio. Falta de aliento
—Dolor severo, persistente en los músculos y articulaciones

Consejos preventivos. A continuación se encuentran algunas recomendaciones para asegurarte de que estás haciendo ejercicio de la manera adecuada:

—Comienza de forma pausada, especialmente si hace más de 3 meses que no te mueves; aumenta poco a poco los minutos de actividad y la intensidad del esfuerzo al hacerlas.
—No aguantes la respiración durante los ejercicios de fuerza y/o con sobrecargas. Al principio te puede parecer incómodo, pero lo correcto es inhalar (tomar aire) mientras levantas algo y exhalar (soltar el aire) a medida que relajas.

A menos que tu médico te lo haya limitado, asegurarte de tomar suficiente líquido cuando estés haciendo ejercicio. Muchas personas no sienten sed, incluso si el organismo necesita de los líquidos.

Inclinarte siempre hacia delante desde flexión de cadera y no con la cintura y tronco descontrolados. Evita arquear la espalda; si tu espalda se mantiene recta, es porque probablemente te estás inclinando de la manera correcta.

Calienta los músculos antes de hacer cualquier ejercicio inclusive los de estiramiento. Trata primero de caminar y hacer ejercicio con pesas livianas en las manos. El ejercicio no debe doler ni dejarte muy cansado. Es posible que sientas un poco de molestia, incomodidad o cansancio en los primeros días, pero no deberás sentir dolor. Estar activo debe hacerte sentir mejor.

¿Sabías que...?

Es importante que ingieras líquidos antes, durante y después del ejercicio. El cuerpo necesita hidratarse siempre que haces ejercicio y para ello lo mejor es el agua.

5 controles que te pueden salvar la vida antes de empezar cualquier actividad física o deporte*

¿Cuáles son?

El examen físico. Consultar a un clínico para que mida la presión arterial, ausculte el corazón, los pulmones y conozca el estado de los pulsos, de manera de no sobreexigir al cuerpo más de lo que puede dar en las actividades aeróbicas.

Conocer los antecedentes. Determinar si hay cardiopatías en la historia familiar y descartar posibles enfermedades congénitas.

Realizar un electrocardiograma (ECG). Este estudio permite detectar algunos agrandamientos cardíacos, sobrecargas, arritmias y alteraciones a las que hay que prestar especial atención para profundizar los chequeos. En algunos casos también se recomienda un ecocardiograma.

Una ergometría. Este chequeo detecta posibles enfermedades cardiovasculares y brinda información sobre la capacidad de esfuerzo del paciente. Permite observar aceleramientos excesivos, aumento de la presión arterial y la frecuencia cardíaca, para determinar la exigencia de la actividad física.

Estudios de laboratorio. Deben conocerse los niveles de glucemia, colesterol y triglicéridos. Es importante descartar anemias, ya que es una enfermedad común entre las mujeres jóvenes para quienes no está indicado hacer esfuerzos importantes.

Frecuencia. Después de los 50 años hay que hacerse todos estos chequeos una vez al año. Después de los 60, se recomienda agregar una ecografía abdominal para detectar posibles agrandamientos de la aorta. También un «ecodoppler» de los vasos sanguíneos del cuello para observar las carótidas y detectar si hay obstrucciones.

> Si decidiste **no hacer** actividad física, por favor, consulta con tu médico. SV

*Recomendaciones de la Sociedad Argentina de Cardiología.

PASO 5. Recomendaciones alimentarias del Dr. A. Cormillot

Alimentación: elija salud para hoy y siempre

Qué conviene comer para estar mejor, y cómo introducir cambios positivos en la mesa de todos los días. De qué manera incluir a sus niños en este proyecto.

Los alimentos que elegimos y la actividad física que hacemos cada día ejercen influencia sobre nuestra salud. Tienen efecto en cómo nos sentimos hoy y nos sentiremos mañana y en el futuro más lejano. De modo que cada decisión, por insignificante que parezca, tiene su valor y sus consecuencias.

Mejorar el estilo de alimentación y de vida implica hacer ciertos cambios. El mejor cambio es aquel que se puede hacer hoy mismo y se puede disfrutar. Aquí van una serie de ideas y sugerencias que pueden servirle como punto de inicio.

Consuma más cereales integrales

—Reemplace algún producto a base de cereal refinado por otro hecho con cereal integral, como pan integral en lugar de pan blanco, o arroz integral en vez de arroz blanco.

—Busque recetas diversas para ir incorporando el sabor y la textura del arroz integral.

—Utilice el cereal integral en platos mixtos, como la cebada en la sopa de verduras o el trigo burgol en cazuela.

—Pruebe hacer un pilaf integral (arroz turco) con una mezcla de cebada, arroz, caldo y condimentos. Para darle un toque especial, agréguele nueces tostadas u otras frutas secas trozadas.

—Reemplace con harina integral parte de la harina común en la masa de los panqueques y otras recetas con harina.

—Utilice pan rallado integral o avena extrafina para empanar milanesas, albóndigas, o para preparar hamburguesas caseras o budines.

—Pruebe la avena arrollada instantánea con leche o yogur.

—Agregue avena cuando prepare galletas horneadas.

—Haga pochoclos/palomitas de maíz con poca sal o azúcar.

—Recuerde que el color marrón del alimento no indica necesariamente que contiene cereal integral; existen otros ingredientes que pueden dar ese color.

—Lea las etiquetas. Busque si hay azúcares (sucrosa, jarabe de maíz de alta fructosa, miel, melaza) o aceites agregados (aceite vegetal parcialmente hidrogenado), que aportan calorías adicionales. Elija alimentos con menos agregados de azúcares, grasas o aceites.

—La mayor cantidad de sal (sodio) de las comidas viene en los alimentos envasados. Los alimentos con paquetes similares pueden variar muchísimo en su contenido de sodio, incluidos los panes. Busque las frases «bajo contenido de sodio» o «muy bajo contenido de sodio» que aparecen en las etiquetas.

Varíe las verduras

—Compre hortalizas frescas de estación. Cuestan menos y suelen tener mejor sabor que las enlatadas o las que no son de estación.

—Si tiene poco tiempo, elija verduras fáciles de preparar: mini zanahorias o tomates cherry, por ejemplo, sirven para preparar una ensalada en minutos.

—Lleve al *freezeer* (congelador) verduras para cocinar en forma rápida y práctica en el microondas.

—Use el microondas para cocinar rápidamente papas, batatas o calabaza.

—Compre verduras de todos los colores para obtener platos atractivos y de mejor valor nutricional.

—Pruebe las verduras crocantes, crudas o suavemente cocinadas al vapor.

—Utilizar ingredientes frescos de huerta ayuda a reducir la ingesta de sodio, que se encuentra en mayor cantidad en los alimentos empaquetados o procesados.

—Recuerde que los aderezos suman calorías, grasas y sodio a las verduras. Use aderezos *light*.

—Planifique algunas comidas con un plato principal de verduras, como una tarta o budín, y agregue otros alimentos como complemento.

—Pruebe comer una ensalada como plato principal en algún almuerzo.

—Incluya una ensalada verde en la cena de todos los días.

—Corte tiritas de zanahorias, zucchini, calabacines o apio para picar antes de la comida.

—Incluya vegetales trozados en la salsa de las pastas.

—Pida pizzas con ingredientes como hongos, ajíes, cebolla, espinaca. Pida cantidad adicional de verduras.

—Utilice papas cocidas aplastadas para espesar estofados, sopas y salsas. Agregan sabor, nutrientes y textura.

—Haga brochetas de verduras para acompañar el asado: incluya tomates, hongos, ajíes verdes, cebollas, berenjenas, zapallitos o calabacines.

—Incluya porotos/alubias a ensaladas, sopas, guisos y rellenos.

Decore los platos con trozos de verduras cortados de forma atractiva.

Que las verduras sean seguras

—Lave bien las verduras antes de prepararlas o comerlas. Refriéguelas con sus manos bajo agua limpia y potable para quitar la suciedad y los microorganismos de la superficie. Seque después de lavar.

—Separe las verduras de las carnes, aves y pescados crudos al comprarlos, prepararlos o guardarlos.

Coma más frutas

—Tenga una fuente o canasta con frutas enteras siempre sobre la mesa. Tenga siempre fruta fresca en la heladera o frigorífico.

—Compre fruta de estación, que es menos costosa y tiene mejor sabor.

—Tenga siempre frutas secas y enlatadas.

—Prefiera siempre la fruta entera en lugar del jugo solamente.

—Varíe las frutas para obtener diferentes contenidos nutricionales.

—Agregue bananas, plátanos, manzanas, melocotones o duraznos al cereal del desayuno; frutillas o peras a los panqueques, tortitas u helado; uvas o naranja a la ensalada; mezcle fruta cortada con el yogur.

—Si almuerza en el trabajo, llévese una fruta como postre.

—Prepare una ensalada *waldorf*, con manzanas, apio, nueces y aderezos *light*.

—Pruebe platos con carnes y frutas, como peceto o redondo con ciruelas, cerdo con puré de manzana, carbonada con orejones de durazno.

—Agregue frutas como ananá, piña o duraznos a las brochetas.

—Como postre, incluya manzanas o peras asadas, y la ensalada de frutas. Para la ensalada mezcle manzanas, bananas, plátanos o peras con frutas ácidas como naranjas, piña o ananá, con jugo de limón para evitar que se pongan oscuras.

—Elija frutas como colaciones o sopas frías.

—Las frutas desecadas también son una buena elección: fáciles de llevar y se conservan bien. Un cuarto de taza equivale a media taza de fruta fresca. Puede llevarlas en la cartera o dejarlas en su escritorio u oficina. Las más comunes son damascos, duraznos, manzanas, higos, ciruelas, dátiles y pasas de uva.

—Muchas frutas parecen más ricas con un agregado o aderezo como postre, yogur o crema *light*.

Que las frutas sean seguras

—Lave bien las frutas antes de prepararlas o comerlas para quitar la suciedad y los microorganismos de la superficie. Séquelas.

—Al comprar, preparar y guardar separe las frutas de carnes, aves y pescados crudos.

—Coma alimentos ricos en calcio

—Tome el café con más leche que la habitual.

—Elija yogur bebible en vez de una bebida azucarada cuando está en la calle.

—Tome yogur como refrigerio. Mezcle yogur y frutas.

—Utilice yogur como salsa para agregar a postres con frutas.

—Consuma lácteos descremados para reducir las calorías y las grasas saturadas.

—Coloque queso en tiritas sobre cazuelas, sopas, guisos, verduras y en rellenos.

—Reemplace parte del agua por leche descremada cuando haga sopas, polenta o puré instantáneo.

La seguridad

—Evite la leche cruda no pasteurizada o cualquier producto elaborado con leche no pasteurizada.

—Refrigere los alimentos perecederos inmediatamente después de comprarlos, prepararlos o usarlos. Descongélelos dentro de la heladera o frigorífico.

Elija proteínas bajas en grasas

—Compre cortes de carne magros como peceto (redondo), cuadril, nalga, bola de lomo, lomo, paleta, cuadrada, bife angosto sin grasa.

—Elija carne picada extra magra. Pida un corte magro y hágalo picar para mayor seguridad.

—Compre pollo trozado sin piel o quítele la piel antes de cocinarlo. Las pechugas de pollo sin piel son las opciones de ave más magras.

—Elija fiambres como jamón cocido magro, paleta, pastrón, lomito o pavita en lugar de salchichas o salami.

—Quite toda la grasa visible de carnes y aves antes de cocinarlas, y saque toda la que aparezca durante la cocción.

—En lugar de freir, prefiera asar, grillar, tostar, cocer a fuego lento o hervir.

—Recuerde que empanar carnes, aves y pescado agrega grasas y calorías. También hace que los alimentos absorban más grasas durante la fritura.

—Incorpore porotos (alubias), lentejas, habas, garbanzos, guisantes o arvejas como parte de su alimentación habitual, y no solo en invierno. Puede hacer guisos, cazuelas, ensaladas, rellenos, hamburguesas. Evite acompañarlos con carnes grasas o chorizo para «darles gusto».

—Cocine pescado más seguido. Busque pescados ricos en ácidos grasos omega 3, como salmón, trucha o arenque. Puede hace filetes de salmón a la plancha, cazuela con trozos de salmón, trucha al horno.

—Incluya frutas secas (nueces, almendras, avellanas, maní, pistachos, castañas) como colaciones, en ensaladas, rellenos, postres.

La seguridad

—Separe los alimentos listos para consumir de la carne cruda.

—No lave ni enjuague la carne o las aves.

—Lave tablas, cuchillos, utensilios y mesada con agua caliente y detergente antes de preparar cada nuevo alimento.

—Guarde las carnes en el cajón apropiado de la heladera o frigorífico para que los jugos no caigan sobre otros alimentos.

—Cocine y recaliente los alimentos a temperatura alta para matar los microorganismos.

—Refrigere los alimentos perecederos inmediatamente y descongélelos correctamente dentro de la heladera o con la función específica del microondas.

—No coma huevos ni carnes crudos o parcialmente cocidos.

Epílogo

Conclusión
Si te mueves, vas a vivir más y mejor

Existe abundante evidencia científica de que la actividad física practicada de forma cotidiana puede producir enormes beneficios para la salud, sin embargo nos surge una pregunta:

¿*Por qué no todas las personas las practican?*
Tal vez los profesionales del *fitness* estemos haciendo las cosas un tanto difíciles y no todas las personas puedan seguirnos en la práctica. Por eso es esencial encontrar vías sencillas para la implementación de planes o rutinas de actividades físicas para que todos puedan abordarlas.

¡Odio el gym! surge de innumerables experiencias personales compartidas frente a grupos de alumnos y pacientes que pasaron por situaciones en las que la práctica de cualquier tipo de actividad física fue más una complicación que la posibilidad de moverse para disfrutar y mejorar su calidad de vida. Pero también pude comprobar cómo lentamente, la actividad física simple y adaptada fue el camino hacia una gran mejora tanto en su cuerpo como en su estado general.

Según la OMS la alimentación poco saludable y la falta de actividad física son las principales causas de las enfermedades no transmisibles más importantes, como las cardiovasculares, diabetes tipo 2 y obesidad, y contribuyen sustancialmente a la carga mundial de mortalidad y discapacidad. La actividad física es fundamental para mejorar la salud física y mental de las personas. Se recomienda que las personas se mantengan suficientemente activas durante toda la vida. Según el tipo y la intensidad de la actividad física se logran diferentes resultados de salud: al menos

30 minutos de actividad regular de intensidad moderada con una frecuencia casi diaria reducen el riesgo de sufrir cientos de enfermedades. El fortalecimiento de la musculatura y entrenamiento para mantener el equilibrio permiten reducir las caídas y mejorar el estado funcional de las personas de edad avanzada. En cuanto al sobrepeso y la obesidad, otro gran problema de la población mundial, es necesario aumentar los niveles de actividad física simplemente sumando minutos de movimiento cada día, acompañando este proceso con pautas que mejoren la conducta alimentaria.

La actividad física es un factor determinante del gasto de energía y, por lo tanto, del equilibrio energético y el control del peso, presentando ventajas considerables en relación con muchas enfermedades, además de las asociadas con la obesidad. Sus efectos beneficiosos sobre el síndrome metabólico están mediados por mecanismos que van más allá del control del peso corporal excesivo. Por ejemplo, reduce la tensión arterial, mejora el nivel del colesterol de lipoproteínas de alta densidad, mejora el control de la hiperglucemia en las personas con exceso de peso, incluso sin que tengan que adelgazar mucho, y reduce el riesgo de los cánceres de colon y de mama en las mujeres.

El único quemador de grasa que restablece el equilibrio de las células es el ejercicio, y este también es parte en el tratamiento de cualquier padecimiento crónico. Hasta el momento no hay ningún fármaco en el mercado que logre los efectos de mantener un estilo de vida saludable como la actividad física, a través del movimiento.

Muchas veces surge otra gran pregunta:
¿Cuál es la actividad física ideal y más efectiva?
La respuesta es simple: La que puedas hacer, te resulte agradable y sea más llevadera. Esa será la actividad que más tiempo de práctica le vas a dedicar y mantendrás a largo plazo. Todas las otras, es decir, las que más te aburren, duelen, molestan, incomodan, avergüenzan e irritan son las que tal vez estén de moda y se vendan como «mágicas y 100% efectivas» pero tal vez no contemplen cómo eres y cuáles son tus limitaciones y posibilidades en este momento. A la hora de movernos todo suma: el gimnasio, el club, la pileta o piscina, son lugares de práctica y entrenamiento recomendables y altamente efectivos y siempre serán una opción más que apropiada. Pero para que no haya excusas, también tu casa, tus muebles, aquellos ele-

mentos cotidianos que tengas a mano, el patio, la terraza, la plaza o el parque de tu barrio son espacios que también pueden servirnos a la hora de planificar nuestra actividad física.

Por eso siento una gran responsabilidad, como profesional del *fitness* y el cuidado de la salud, en acompañarte desde este libro para que el moverse sea parte natural de tu vida y no una pesada obligación. Los ejercicios están concebidos para que puedas realizarlos dentro o fuera de tu casa, con o sin elementos, recordando siempre que tu cuerpo es el más preciado elemento de resistencia.

Mis habilidades para entender las barreras o resistencias de muchas personas a moverse fueron unas pocas y simples acciones: «ver, escuchar, acompañar, sentir, comprender y atender» las necesidades y limitaciones físicas de cada una de ellas. Solamente eso fue lo que me ayudó a poder trabajar consecuentemente durante varios años y a ofrecerles hoy este libro, para que todos puedan pensar y planificar alguna actividad física a su medida. Los pequeños tiempos de ejercicio en personas sedentarias son el punto de inicio a una vida activa y mucho más saludable. Todo parece difícil, complicado o extraño hasta que se hace. Comparto mi experiencia, mi pasión y energía para que lo lleves a la práctica, lo disfrutes y así celebremos otro gran logro en tu vida.

Sergio Verón